Едды Карабалло Валиенте

Преэклампсия и допплерография маточных артерий

Едды Карабалло Валиенте

Преэклампсия и допплерография маточных артерий

Поведение преэклампсии у пациенток с патологической допплерографией маточных артерий.

ScienciaScripts

Imprint

Any brand names and product names mentioned in this book are subject to trademark, brand or patent protection and are trademarks or registered trademarks of their respective holders. The use of brand names, product names, common names, trade names, product descriptions etc. even without a particular marking in this work is in no way to be construed to mean that such names may be regarded as unrestricted in respect of trademark and brand protection legislation and could thus be used by anyone.

Cover image: www.ingimage.com

This book is a translation from the original published under ISBN 978-620-2-16931-8.

Publisher:
Sciencia Scripts
is a trademark of
Dodo Books Indian Ocean Ltd. and OmniScriptum S.R.L publishing group

120 High Road, East Finchley, London, N2 9ED, United Kingdom
Str. Armeneasca 28/1, office 1, Chisinau MD-2012, Republic of Moldova, Europe
Printed at: see last page
ISBN: 978-620-7-22758-7

Copyright © Едды Карабалло Валиенте
Copyright © 2024 Dodo Books Indian Ocean Ltd. and OmniScriptum S.R.L publishing group

БЛАГОДАРНОСТИ

Реализация этого проекта стала возможной благодаря сотрудничеству и помощи наставника, которая посвятила часть своего драгоценного времени подготовке этого проекта, я училась на ее опыте, мудрости и профессионализме, отражая ее безусловный дух, любовь, бескорыстие и большие знания. Я также хотела бы поблагодарить всех учителей, которые так или иначе оставили свой след в моей профессиональной карьере.

ПОСВЯЩЕНИЕ

Я посвящаю завершение этого проекта своим родителям за их советы, любовь и руководство, благодаря которым я смог воплотить в жизнь свою мечту и стать кубинским специалистом в области здравоохранения. Также моей жене и плоду нашей любви, моей сестре, моим коллегам и друзьям, особенно моей коллеге Венди Альварес за ее безусловную преданность.

РЕЗЮМЕ

Исходя из того, что преэклампсия связана со снижением маточно-плацентарного кровотока, допплеровские ультразвуковые методы исследования маточных артерий (УЗИ МА) были названы одним из наиболее интересных и перспективных достижений в изучении беременности с гипертонией. Описательное, проспективное и продольное исследование было проведено в Главном учебном госпитале "Иван Портуондо", Сан-Антонио-де-лос-Баньос, провинция Артемиса, в период с июля 2015 года по декабрь 2017 года с целью определения наличия преэклампсии у пациенток с патологической ДАУТ. В выборку вошли 205 пациенток с патологическим ПДР в сроке от 22 до 24 недель, а выборка состояла из 183 пациенток, которые соответствовали критериям включения. Данные были собраны с помощью анкеты и обработаны в программе SPSS с применением методов описательной и инференциальной статистики при р::0,05. Основные результаты показали, что пациентки с патологическим ВПР были преимущественно в возрасте от 25 до 29 лет, белые, а наиболее частыми материнскими патологиями были гипертония и сахарный диабет. Наиболее частыми патологиями матери были гипертония и сахарный диабет. При поступлении преобладали нормостенические пациентки с избыточным набором веса во время беременности. Был сделан вывод, что пожилой возраст, многоплодие, гипертония, диабет, избыточный вес и чрезмерная прибавка в весе являются факторами риска развития преэклампсии, а также что преэклампсия связана с внутриутробной задержкой роста и недоношенностью.

Ключевые слова: Преэклампсия, допплеровская флоуметрия, маточные артерии

ОГЛАВЛЕНИЕ

БЛАГОДАРНОСТИ 1

ПОСВЯЩЕНИЕ 2

ВВЕДЕНИЕ 5

ЦЕЛИ 9

ТЕОРЕТИЧЕСКАЯ ОСНОВА 10

МЕТОДОЛОГИЧЕСКАЯ РАЗРАБОТКА 36

РЕЗУЛЬТАТЫ 41

АНАЛИЗ И ОБСУЖДЕНИЕ РЕЗУЛЬТАТОВ 46

ВЫВОДЫ 55

ССЫЛКИ 56

ПРИЛОЖЕНИЯ 66

ВВЕДЕНИЕ

Артериальная гипертензия является проблемой здравоохранения в современном мире, что обусловлено ее высокой распространенностью, важностью и влиянием на здоровье, качество жизни и выживание всех людей. Перед лицом этого события беременные женщины, роженицы, родильницы и их дети оказываются в крайне уязвимом положении[1].

Гипертонические расстройства во время беременности являются важной причиной материнской смертности, а также заболеваемости и смертности плода во всем мире [2]. Беременные пациентки с гипертонией предрасположены к развитию опасных для жизни осложнений: разрыву плаценты, диссеминированному внутрисосудистому свертыванию крови, кровоизлиянию в мозг, печеночной и почечной недостаточности и другим [3]. Число женщин с гипертензией во время беременности оценивается примерно в 10%, а в случае невынашивания беременности - до 20%. В свою очередь, распространенность хронической гипертензии при беременности варьирует в зависимости от этнической принадлежности и географического региона и составляет от 1 до 5%. Гипертензия во время беременности является одним из наиболее распространенных акушерских состояний и, возможно, одним из тех, которые оказывают наиболее неблагоприятное воздействие как на ребенка, так и на мать, вызывая серьезные и разнообразные осложнения для обоих.[4]

Гипертензия, вызванная беременностью, рассматривается ВОЗ как приоритетная программа здравоохранения в мире, а ее распространенность оценивается в 10-20%, хотя опубликованы более высокие (38%) и более низкие (10%) цифры, дифференцированные по регионам, цвету кожи, социально-экономическим, культурным и другим факторам. [5]

В 2013 году Американский колледж акушерства и гинекологии (ACOG) опубликовал новое руководство по гипертензии, вызванной беременностью. Некоторые определения были восстановлены, включая преэклампсию. С другой стороны, степень тяжести была разделена на наличие или отсутствие элементов тяжести. [6]

Пытаясь определить частоту встречаемости в определенных группах населения в разных странах, Всемирная организация здравоохранения провела многоцентровое исследование с использованием стандартных методик и обнаружила, что частота гипертензивных расстройств беременности у первородящих в центрах Китая и Таиланда была гораздо выше, чем в Бирме и Вьетнаме. Заболеваемость варьирует в зависимости от изучаемой популяции и используемых диагностических критериев, но, по оценкам, составляет около 10% в развивающихся странах.[7]

Преэклампсия - это состояние, которое встречается примерно в 7% всех беременностей. Она является причиной 22 % перинатальных смертей и 30 % материнских смертей в США.[8]

С появлением допплеровской флоуметрии стало возможным изучать маточное и фетальное кровообращение во время гестации. Широко изучено применение допплеровской ультрасонографии при преэклампсии, дифференцированной по срокам беременности и наличию или отсутствию патологий, связанных с недостаточной инвазией трофобласта в маточные артерии. О возможности изучения вызванных беременностью изменений маточного кровообращения с помощью допплерографии впервые сообщили Campbell et al.[9], и с тех пор это применение стало полезным методом для выявления пациенток с высоким риском преэклампсии или других осложнений во время беременности. Существует несколько международных публикаций, в которых оценивается средний индекс пульсативности (PI) маточных артерий, показывающий различные значения для 95-го процентиля (p95), например, в работе Martin в Англии он составляет 2,35, а в Колумбии - 2,4 по данным Cortez-Yepes. Однако на сегодняшний день не существует национальных исследований, которые бы оценивали среднее значение PI маточных артерий.[10] Многочисленные исследования оценивали валидность теста для прогнозирования плацентарных осложнений, измеряя допплеровскую велосиметрию между 18 и 24 неделями. Однако преэклампсия развивается раньше. Поэтому увеличилось количество исследований, посвященных использованию допплерометрии в первом триместре для прогнозирования заболевания.[11-13]

Выявление женщин с риском развития преэклампсии до того, как она начнется, несомненно, является важным моментом, так как это позволит проводить тщательное дородовое наблюдение и профилактические вмешательства для предотвращения клинических проявлений и/или снижения тяжести заболевания.

Зафиксированы осложнения, связанные с гипертензивными расстройствами в период гестации: острая почечная недостаточность (ОР 10,7), отек легких (скорректированный ОР 4,7), респираторный дистресс-синдром взрослых (скорректированный ОР 4,1), инсульт (скорректированный ОР 5,1), синдром диссеминированного внутрисосудистого свертывания (скорректированный ОР 4.5), вентиляция легких (скорректированный ОР 4), смертность (скорректированный ОР 2,7)[14], причем наиболее частыми причинами смертности при преэклампсии являются инсульт и отек легких, а для плода возможными осложнениями являются мертворождение, внутриутробное ограничение роста, олигогидрамниоз, ранняя неонатальная смерть, обусловленная недоношенностью. Однако два крупнейших научных общества, Американский конгресс акушеров-гинекологов (ACOG) и Общество акушеров-гинекологов Канады (SOGC), не рекомендуют скрининговые стратегии, помимо оценки факторов риска преэклампсии в анамнезе 3,4 , обосновывая это тем, что такие скрининговые схемы, как измерение мочевой кислоты, имеют выход по чувствительности 0-55.6%, специфичность 76,9%-94,9% 15 , и специфичность 76,9%-94,9% 15 , алгоритмы, основанные на среднем артериальном давлении, индексе пульсативности маточных артерий, измерении PAPA и плацентарного фактора роста, оценивают факторы риска преэклампсии.6%, специфичность 76,9% - 94,9% [15], алгоритмы, основанные на среднем артериальном давлении, индексе пульсативности маточных артерий, измерении PAPA и факторе плацентарного роста, выявляли 93,1%, 35,7% и 18,3% ранней преэклампсии (<34 недель), поздней преэклампсии (2 34 недели) и поздней преэклампсии (2 34 недели). Гестационная гипертензия, соответственно, может быть выявлена с ложноположительным результатом в 5% и что у каждой пятой беременной, классифицированной как положительная, во время беременности разовьется гипертензия[16]; измерение PlGF и sVEGFR-1 имеет чувствительность 58%, специфичность 83%, положительное прогностическое значение PPV 10%, отрицательное прогностическое значение 98%.[17]

Допплерографические аномалии маточных артерий были описаны со следующими характеристиками: прогнозирование ранней преэклампсии чувствительность 47,8% (95% ДИ 39%-56,8%), специфичность 92,1% (95% ДИ 88,6%-94,6%); поздней преэклампсии чувствительность 21,5% (95% ДИ 18%-25,4%), специфичность 90,3% (95% ДИ 89,8%- 90.8%); внутриутробное ограничение роста в любом гестационном возрасте чувствительность 15,4% (95% ДИ 12,4%-18,9%), специфичность 93,3% (95% ДИ 90,9%- 90,8%); внутриутробное ограничение роста в любом гестационном возрасте чувствительность 15,4% (95% ДИ 12,4%-18,9%), специфичность 93,3% (95% ДИ 90,9%- 90,8%).95.1%).[18]

С другой стороны, перинатальные исходы, обусловленные гипертензивными нарушениями, такие как внутриутробное ограничение роста, которое может встречаться в 30% случаев, связаны с повышенным риском перинатальной смерти, респираторных осложнений (асфиксия, гипоксия, респираторный дистресс), сердечно-сосудистых осложнений (межжелудочковое кровоизлияние, перинатальный инсульт), гематологических (полицитемия и гипербилирубинемия), метаболических (гипогликемия и гипотермия), сепсиса, некротизирующего энтероколита, церебрального паралича и ретинопатии, обусловленных недоношенностью, а также краткосрочных и долгосрочных социально-экономических затрат для общества.[19]

В медицинской практике госпиталя Ивана Портуондо отмечается рост числа случаев этого заболевания и необходимость предотвращения нарушений, которые оно вызывает в благополучии бинома "мать-плод", поскольку оно представляет собой весьма распространенную проблему здравоохранения на национальном и международном уровне. Несмотря на научные достижения, частота и распространенность этого состояния еще не снижена до уровня, безвредного для матери и плода, что и побудило нас провести подобное исследование.

Постановка проблемы: Как ведет себя преэклампсия у пациенток с допплеровской флоуметрией маточных артерий, проходящих лечение в больнице Iván Portuondo в Сан-Антонио-де-лос-Баньос?

Гипотеза: Наблюдение и клиническая оценка пациенток с допплеровской флоуметрией патологических маточных артерий позволяет установить поведение преэклампсии.

ЦЕЛИ

Общие сведения

Определить характер преэклампсии у пациенток с патологической допплеровской флоуметрией маточных артерий, наблюдавшихся в госпитале Iván Portuondo в период с июня 2014 по декабрь 2017 года.

Конкретный

1. Определите возраст, расу и паритет матери.

2. Определите патологии, присущие и связанные с беременностью, набор веса во время беременности и оценку питания после родов.
3. Опишите перинатальные осложнения

ТЕОРЕТИЧЕСКАЯ БАЗА

Преэклампсия

Эпидемиология

Преэклампсия (ПЭ) является одной из основных причин материнской и плодовой заболеваемости и смертности. Она поражает 2-8% беременностей, и, по оценкам, ежегодно в мире от 50 000 до 60 000 женщин умирают от причин, связанных с этим заболеванием [20,21], хотя следует отметить, что эти цифры иногда включают и другие гипертензивные состояния беременности (ГСБ).В 2014 году Всемирная организация здравоохранения (ВОЗ) опубликовала данные о том, что в мире ОГС являются второй основной причиной материнской смертности, связанной с беременностью, а первое место занимают акушерские кровотечения. В этом анализе на долю ОГС приходится 14 % смертей, достигая пика в 22,1 % в странах Латинской Америки и Карибского бассейна. В развитых странах ОГС являются третьей основной причиной материнской смертности, на первом месте - акушерское кровотечение, на втором - эмболия.[22] В Великобритании через Центр по расследованию проблем материнства и детства (CMACE) проводится трехгодичный аудит причин материнской смертности, в котором преэклампсия также занимает второе место среди основных причин смерти[4].

В Испании Cararach, проанализировав 70 033 родов в 23 национальных больницах, отметил общую частоту ЭГЭ в 2,23% и преэклампсии в 1,1% [23]. В Больничном комплексе Университета Инсуларио - Матерно Инфантиль (CHUIMI) в Лас-Пальмас-де-Гран-Канария за период с 2004 по 2005 год, в течение которого было принято 7930 родов, частота ЭГЭ составила 4,85%, а частота преэклампсии - 1,5%.Классификация гипертензивного статуса при беременности В общих чертах ЭГЭ делят на четыре группы: гестационная гипертензия, преэклампсия, хроническая артериальная гипертензия (ХАГТ) и хроническая ХАГТ с добавлением ПЭ; при этом существуют особенности, которые могут возникнуть при диагностике и лечении каждой из них. Международное общество по изучению гипертензии при беременности классифицирует ЭГЭ следующим образом[24]:

• Хроническая гипертония.

• Гестационная гипертензия.

• Преэклампсия de novo или наложенная на хроническую гипертензию.

• Хроническая гипертензия

• Гипертония в белых халатах.

С другой стороны, Канадское руководство по клинической практике включает в классификацию ЭГЭ следующие аспекты:

• Сопутствующие сопутствующие факторы, такие как предсуществующая почечная патология и предгестационный диабет I и II типа.

• Неблагоприятные состояния, которые могут повысить риск развития тяжелых осложнений преэклампсии, такие как головная боль, нарушения зрения, эпигастралгия, диспноэ, внутриутробное ограничение роста (ВУР) и олигогидрамниоз.

• Тяжелые осложнения преэклампсии, требующие прерывания беременности; к ним относятся эклампсия, тромбоцитопения, острый отек легких (ООЛ), разрыв плаценты с нормальной вставкой (НВПВ) и внутриутробная гибель плода.

Эта новая концепция классификации означает, что при диагностике различных типов ВВО учитываются прогностические факторы неблагоприятного исхода для матери и плода. Таким образом, в зависимости от наличия или отсутствия Если бы ВВО не были классифицированы как ИТС до беременности, они были бы классифицированы так, как описано ниже.

• Гипертония De novo при беременности.

• Гестационная ИТС.

• Преэклампсия

  o Критерии тяжести отсутствуют.

  o С критериями тяжести.

• Хроническая гипертония.

• Не связано с коморбидными факторами.

• Связано с коморбидными факторами.

• С добавлением полиэтилена.

• Неклассифицируемая гипертензия / Другие гипертензивные состояния.

Определение гипертонических состояний при беременности.

Высокое артериальное давление при беременности определяется как систолическое артериальное давление (SBP), превышающее или равное 140 мм рт. ст. или диастолическое артериальное давление (DBP), превышающее или равное 90 мм рт. ст. при нескольких измерениях, как минимум два из которых разделены четырьмя часами. Измерения артериального давления (АД) должны были проводиться в медицинском учреждении. [25]Случаи, когда ГТН выявляется изолированно, классифицируются как другие гипертензивные состояния, включая преходящую ГТН в ответ на стрессовый стимул (например, боль при сокращении матки) и ГТН "белого халата" с повышенным АД только в клинике и нормальным АД при обычном домашнем мониторинге. [25]

Гестационная гипертензия.

Гестационная гипертензия - наиболее частая причина повышенного артериального давления у беременных женщин. Ее частота составляет от 6 до 17% у небеременных женщин. У многорожавших женщин она ниже (2-4%). Для постановки диагноза необходимо, чтобы АД было повышено впервые в сроке более 20 недель беременности или в раннем послеродовом периоде, при отсутствии протеинурии или признаков и симптомов, связанных с преэклампсией (материнской и фетальной), и при исчезновении преэклампсии до шести недель послеродового периода. [6]

Диагноз "гестационная гипертензия" считается временным, в зависимости от того, не развивается ли преэклампсия и подтверждается ли нормализация АД после окончания послеродового периода, что исключает хроническую гипертензию. Большинство беременных женщин становятся нормотониками в первую неделю после родов. Частота женщин, у которых АД остается патологическим и после послеродового периода, составляет 15 %, и в этих случаях ставится диагноз хронической ГТН. Через несколько недель после постановки диагноза гестационная гипертензия может перерасти в преэклампсию с появлением протеинурии или признаков и симптомов, включенных в число неблагоприятных факторов или тяжелых осложнений преэклампсии. [25]

В краткосрочной перспективе она не связана с серьезной материнской патологией. Однако в долгосрочной перспективе у женщин с гестационной гипертензией повышается риск развития гипертонической и сердечно-сосудистой болезни, гиперлипидемии, хронических заболеваний почек и сахарного диабета, что чаще всего связано с высоким индексом массы тела. [26]

Перинатальные исходы обычно благоприятны, как и в общей популяции. Классификация Американской коллегии акушеров-гинекологов (ACOG) учитывает наличие сопутствующих коморбидных факторов, таких как прегестационный сахарный диабет, которые могут быть связаны с неблагоприятными материнскими и перинатальными исходами (как в краткосрочной, так и в долгосрочной перспективе). Аналогичным образом, тяжелая гестационная гипертензия, определяемая как такая, при которой САД равно или превышает 160 мм рт. ст. и/или ДБТ равно или превышает 110 мм рт. ст. при двух кормлениях, разделенных не менее чем 4 часами, имеет худшие материнские и плодовые исходы, аналогичные таковым у пациенток с тяжелой преэклампсией и даже хуже, чем при легкой или неосложненной преэклампсии27.

Преэклампсия

Преэклампсия - это синдром с мультисистемным участием, возникающий у беременных женщин. Он проявляется повышением АД на сроке более 20 недель беременности или в послеродовом периоде, сопровождающимся протеинурией и/или аналитическими и клиническими осложнениями, вызванными повреждением эндотелия в различных органах-мишенях. Классически для диагностики преэклампсии требовалось лишь наличие de novo начала АГТ, равного или превышающего 140/90, и протеинурии более 0,3 грамма в 24-часовой моче на сроке более 20 недель беременности. Хотя это определение все больше выходит из употребления, оно по-прежнему принимается национальными и международными обществами, такими как Испанское общество гинекологии и акушерства (SEGO)[28] и ВОЗ[29].
В настоящее время несколько клинических руководств, в том числе ACOG и Общество акушеров и гинекологов Канады (SGOC), исключили протеинурию как обязательный критерий для диагностики преэклампсии [30].
Эти изменения обусловлены убеждением, что преэклампсия - это не болезнь, а синдром, при котором происходит мультисистемная дисфункция эндотелия. Протеинурия, как и повышенное АД, является не причиной, а одним из ее последствий. Эти клинические параметры сами по себе являются слабыми предикторами неблагоприятных исходов для матери и плода[31], поэтому ожидание появления протеинурии для диагностики преэклампсии может отсрочить постановку диагноза и принятие соответствующих терапевтических мер. Диагностические критерии преэклампсии, предложенные ACOG в 2014 году, следующие: Артериальное давление и протеинурия или при отсутствии протеинурии, de novo АНТ в дополнение к появлению любого из следующих признаков: Тромбоцитопения, почечная недостаточность, нарушение функции печени, отек легких, церебральная или зрительная симптоматика.[6]

Таким образом, для постановки диагноза преэклампсии необходимо de novo повышение АД начиная с 20 недели беременности и далее, а также наличие хотя бы одного из следующих условий:

• вновь возникшая протеинурия, и/или

• одно или несколько неблагоприятных условий, и/или

• одно или несколько тяжелых осложнений.

Существует множество факторов риска, связанных с повышенной предрасположенностью к развитию преэклампсии. Генетические и иммунологические факторы связаны с преэклампсией. Так, большая предрасположенность наблюдается у беременных женщин с семейным анамнезом ПЭ. Перенесенная в предыдущую беременность преэклампсия увеличивает риск ее повторения в семь раз. Связь этой патологии с нуллипаритетом, беременностью после смены партнера, зачатием после искусственного оплодотворения и использованием барьерной контрацепции предполагает ограниченный контакт с отцовскими антигенами как возможный предрасполагающий фактор. Многоплодная беременность повышает риск развития преэклампсии, тем более в случае тройни, что связано с увеличением плацентарной массы. Это оправдывает преэклампсию, возникающую при молярной беременности до 20-й недели беременности. 32

Женщины с основной патологией, связанной с сердечно-сосудистым риском, также более склонны к развитию преэклампсии, например, возраст матери старше 40 лет, инсулинорезистентность, сахарный диабет, ожирение, гипертония, нефропатия, антифосфолипидный синдром и системная воспалительная патология. Удивительно, но курение выступает в качестве защитного фактора33.

В краткосрочной перспективе у пациенток с преэклампсией наблюдается широкий спектр клинических проявлений, связанных с мультисистемностью этого синдрома. Характерно, что АД повышается в ответ на вазоконстрикцию с увеличением сосудистого сопротивления. Клинические проявления могут варьировать от только АГТ до яркой картины мультисистемной недостаточности. Вовлечение различных органов и систем будет зависеть от их предыдущего состояния, наличия патологии у матери, а также от тяжести преэклампсии. Эпидемиологические исследования показали, что в долгосрочной перспективе женщины с преэклампсией в анамнезе имеют повышенный риск развития гипертонии и сердечно-сосудистых заболеваний. Эта вероятность еще больше возрастает у женщин, которые имели рецидивирующую ПЭ во время различных беременностей, у тех, кому пришлось прервать беременность на ранних сроках (до 37 недель беременности), и у тех, у кого родился плод с РМС8. При таких беременностях риск заболеть сердечно-сосудистыми заболеваниями в будущем схож с риском для населения с ожирением, сахарным диабетом или курением. Настолько, что Американская ассоциация сердца включила преэклампсию в список факторов сердечно-сосудистого риска. 34

Эклампсия.

Это необъяснимые судороги и/или кома, возникающие у пациенток с ПЭ во время беременности или в послеродовом периоде, при отсутствии других сопутствующих неврологических заболеваний, которые могли бы их оправдать. В развитых странах его частота составляет от 1 на 2000 до 1 на 3448 женщин (беременных или послеродовых), с более высокими показателями в районах с ограниченными ресурсами и при многоплодной беременности. [35]

Этиопатогенез эклампсии до сих пор неизвестен, и в теориях не проводится различия между тем, могут ли эти проявления быть причиной или следствием припадков; к ним относятся вазоспазм вследствие гипертонической энцефалопатии, кровоизлияние в мозг, отек или инфаркт мозга и метаболическая энцефалопатия. Эклампсии обычно предшествует сильная затылочная или лобная головная боль и нарушения зрения, такие как скотомы, нечеткость зрения и светобоязнь. Диагноз эклампсии почти всегда совпадает с гипертоническим кризом, особенно если он возник в предродовой период. Связь еще больше усиливается, если он развивается до 32 недель беременности. Приблизительно у 16 % не обнаруживается сопутствующая ГТН, и еще меньше (10 %), если она возникает до 32-й недели. Связь с наличием протеинурии также высока (86%), хотя протеинурия не является обязательным условием. [35]

Эклампсия входит в критерии тяжести преэклампсии и сама по себе является основанием для прерывания беременности после стабилизации состояния пациентки.[25]

Синдром HELLP.

Аббревиатура HELLP обозначает синдром, при котором возникает гемолитическая анемия (гемолиз), повышение уровня печеночных ферментов и низкий уровень тромбоцитов (тромбоцитопения).[36]
Развивается в 0,1-0,8% беременностей в целом и в 10-20% случаев тяжелых ВП. В большинстве случаев она возникает между 28 и 36 неделями беременности, хотя может встречаться во втором триместре и в послеродовом периоде. Наиболее распространенным симптомом является боль в правом подреберье и эпигастрии, также часто встречаются тошнота и рвота. Гемолиз характеризуется наличием фрагментированных эритроцитов (шистоцитов) в мазках периферической крови и общим билирубином, равным или превышающим 1,2 мг/дл. Печеночные ферменты считаются повышенными, если они превышают нормальное значение как минимум в два раза. Наиболее показательным является уровень аланин-аспартатаминотрансферазы, превышающий 70 МЕ/л. [36] Синдром HELLP также следует подозревать у пациента с количеством тромбоцитов ниже 100 000/мм.[22]

Он может развиться в ходе преэклампсии, хотя в 15-20% случаев диагностируется у беременных женщин без повышения АД или протеинурии. [37] По этой причине многие авторы считают ее отдельным от преэклампсии заболеванием. Преэклампсия, хотя они также имеют общие серьезные нарушения печени, такие как кровоизлияния, инфаркт и разрыв. Независимо от того, связан этот синдром с преэклампсией или нет, этиопатогенез его, по оценкам, схож с преэклампсией, хотя при самостоятельной форме наблюдается более выраженное воспаление печени и активация системы свертывания крови. При диагностике в контексте преэклампсии его связь с тяжестью заболевания остается спорной. Так, Канадское руководство по клинической практике исключило HELLP-синдром в качестве критерия тяжести преэклампсии, что не является абсолютным показанием для прерывания беременности. [25] ACOG в своем последнем пересмотре предлагает рассматривать его как критерий для прерывания беременности с 34 недель гестации, учитывая связанную с ним материнскую заболеваемость и смертность. В случаях, когда этот срок беременности не достигнут, прерывание беременности показано после созревания легких плода, при условии, что пациентка стабильна и находится под специализированным наблюдением.[6]

Тяжелая преэклампсия.

Как и в случае с классификацией ВВО, определение тяжелой преэклампсии варьируется в зависимости от используемых руководств. В принципе, под тяжелой преэклампсией понимается преэклампсия, при которой развивается хотя бы одно из тяжелых осложнений. Существуют признаки и симптомы, которые, хотя и не входят в определение тяжелой преэклампсии, являются выражением тяжести состояния, и их выявление позволяет специалисту избежать или отсрочить прогрессирование тяжелой преэклампсии[25]. К ним относятся тяжелая протеинурия, олигурия, HELLP-синдром, инсульт, различные нарушения анализов (умеренная тромбоцитопения, повышенное частичное тромбопластиновое время, снижение фибриногена, сывороточный альбумин менее 20 г/литр), подозрение на НИППД и наличие признаков патологии плода (олигогидрамниоз, РМС, гемодинамические нарушения плода, подтвержденные допплерометрическим исследованием и внутриутробная смерть плода). Кроме того, ACOG предлагает изменить понятие легкой преэклампсии на понятие преэклампсии, не связанной с критериями тяжести, поскольку даже при отсутствии таких критериев она ассоциируется с увеличением материнской и фетальной заболеваемости и смертности.[6]

Классически протеинурия более 5 граммов в 24-часовой моче, олигурия и РМС были частью диагностических критериев тяжелой преэклампсии. Было замечено, что тяжелая протеинурия слабо связана с неблагоприятными исходами, связанными с этим заболеванием.[6] Таким образом, ожидаемое ведение пациенток с тяжелой преэклампсией при наличии протеинурии более 5 граммов в 24-часовой моче не связано с ухудшением материнских исходов; оно также связано с увеличением срока гестации[27], что увеличивает гестационный возраст при родах, тем самым снижая перинатальные осложнения, связанные с недоношенностью. Даже при анализе результатов, стратифицирующих пациенток по диапазону протеинурии, не было обнаружено различий в частоте эклампсии, НИППД, отека легких, HELLP-синдрома, перинатальной смерти и неонатальной заболеваемости28. 28 Таким образом, тяжелая протеинурия сама по себе не является абсолютным критерием для прерывания беременности.6

Критерием тяжести является стойкое SBT, превышающее или равное 160 мм рт. ст. или DBT, превышающее или равное 100 мм рт. ст. Стойкая или рефрактерная гипертензия варьируется в зависимости от рекомендаций. Канадское общество считает ее стойкой или рефрактерной к антигипертензивному лечению, если нормализация не достигнута в течение двенадцати часов после приема трех антигипертензивных препаратов.25 С другой стороны, Американский колледж считает ее стойкой, если она сохраняется в течение четырех часов без антигипертензивного лечения и раньше, если антигипертензивное лечение было необходимо.6

Повышение уровня печеночных ферментов может наблюдаться как отдельно, так и в контексте HELLP-синдрома. В любом случае это говорит о тяжести заболевания. Прогрессирование до тяжелой преэклампсии указывает на необходимость прерывания беременности, независимо от гестационного возраста (ГВ), чтобы снизить неблагоприятные исходы для матери и плода.6

Критерии тяжести преэклампсии (хотя бы один из следующих):
• SBP, равное или превышающее 160 мм рт. ст. или DBT, равное или превышающее 100 мм рт. ст., в двух случаях, разделенных не менее чем 4 часами (если до этого периода не было начато антигипертензивное лечение), когда пациент находится в лежачем положении.

• Тромбоцитопения (количество тромбоцитов менее 100 000/микролитр).

• Нарушение функции печени, выражающееся в повышении уровня печеночных ферментов (как минимум в два раза выше нормы) и/или сильная и постоянная боль в эпигастрии или правом подреберье, которая не поддается анальгетическому лечению и не обоснована другими причинами.

• Прогрессирующая почечная недостаточность (концентрация креатинина в сыворотке крови более

1,1 мг/дл или в два раза больше обычного значения при отсутствии предшествующих заболеваний почек.
• Отек легких.

• Зрительные или мозговые нарушения.
Предсуществующая или хроническая ГТН считается таковой, если у пациентки до беременности SBT больше или равно 140 мм рт. ст. или DBT больше или

равно 90 мм рт. ст., а также ГТН, возникшая до 20 недель беременности или сохраняющаяся после 12 недель послеродового периода. [38]

Частота хронической гипертензии среди беременных составляет около 5%, и эта цифра варьируется в зависимости от популяции и используемых диагностических критериев[38]. [38] Большинство из них страдают первичной гипертензией, а около 10% имеют сопутствующую почечную или эндокринную патологию (вторичная гипертензия).

Хроническая гипертензия с наложенной преэклампсией.

Преэклампсия определяется как развитие преэклампсии у беременной женщины с гипертензией до беременности. У таких пациенток диагноз ставится после появления протеинурии de novo или развития неблагоприятных условий или тяжелых осложнений преэклампсии после 20 недель беременности[25].

В тех случаях, когда протеинурия присутствовала ранее, диагноз наложенной преэклампсии ставится при ухудшении АД или его рефрактерности к лечению, а также при развитии аналитических и клинических осложнений, характерных для тяжелой преэклампсии, на сроке более 20 недель беременности.

Хроническая ГТ повышает риск развития преэклампсии. Частота женщин с хронической ГТН, у которых развивается наложенная преэклампсия, составляет 13-40%, что гораздо выше, чем в общей популяции. Этот показатель зависит от этиологии, сопутствующих заболеваний, продолжительности и тяжести состояния. [39]

Хроническая ГТН ассоциируется с повышенной материнской и перинатальной заболеваемостью и смертностью даже в отсутствие преэклампсии. Однако преэклампсия в избыточном количестве приводит к худшим исходам[8]. Так, относительный риск (ОР) перинатальной смерти составляет 2,3 для беременных женщин с хронической ГТН, увеличиваясь до 3,6, если он связан с наложенной преэклампсией. [40] Материнская заболеваемость во многом определяется тяжестью предшествующей хронической ГТН, сопутствующими коморбидными факторами (нефропатия, сахарный диабет, ожирение), а также развитием наложенной преэклампсии.

Этиопатогенез преэклампсии

Несмотря на успехи в понимании этиопатогенеза преэклампсии

Многие аспекты остаются неизвестными.

Беременность, а точнее, плацента, является фундаментальной предпосылкой для возникновения этой патологии, являясь центральным органом ее патогенеза; таким образом, окончание гестации с родами необходимо для того, чтобы преэклампсия исчезла. Существование плода не является необходимым условием для развития этой патологии. Беременная женщина распознает плаценту как чужеродную ткань, и как таковая она вызывает системный иммунный и воспалительный ответ. Обычно эта реакция бывает невысокой интенсивности, и в начале беременности у матери формируется иммунологическая толерантность к плаценте и аллогенному плоду. Если этого не происходит, то возникает повышенная иммунологическая и воспалительная реакция, и пара плацента-мать становится несбалансированной.

Повышенный риск развития преэклампсии связан со следующими аспектами:
Первое раскрытие ворсинок хориона (примигесты).
Воздействие избыточного количества ворсин хориона (многоплодная беременность, молярная беременность).

Наличие факторов риска, способствующих активации эндотелия или воспаления (диабет, заболевания почек, сердечно-сосудистая патология).
Генетическая предрасположенность к развитию гипертонического состояния во время беременности.
Существует несколько теорий, которые пытаются разрешить парадигму этиологии преэклампсии, в том числе следующие. [41]
Дефект имплантации плаценты с аномальной инвазией спиральных артерий трофобластом. Иммунная непереносимость между тканями матери, отца (плацента) и плода. Плохая адаптация матери к сердечно-сосудистым и воспалительным изменениям при нормальной беременности.

Эпигенетические факторы.

Кроме того, существует теория, согласно которой преэклампсия или, по крайней мере, ранние проявления преэклампсии развиваются в два этапа. Первая стадия проходит примерно до 20 недель беременности и связана с дефектом плаценты. Второй связан с последствиями плацентарного дефицита. С одной стороны, происходит нарушение состояния плода из-за гипоперфузии и последующей гипоксии (CIR). С другой стороны, запускается системный эндотелиальный ответ матери, тесно связанный с дисбалансом между проангиогенными и антиангиогенными факторами, оксидативным стрессом, эндотелиальной и иммунной дисфункцией. [42] Этот вариант может варьироваться в зависимости от наличия предрасполагающих материнских факторов, таких как диабет, ожирение, почечная и сердечно-сосудистая патология, иммунологические изменения и генетические факторы. В настоящее время многие исследовательские группы утверждают, что дисбаланс регуляторных факторов ангиогенеза играет фундаментальную роль в патогенезе преэклампсии. Аналогичным образом, при анатомопатологическом анализе плаценты пациенток с тяжелой ПЭ наблюдаются такие важные нарушения, как инфаркты, атерозы, тромбозы и хроническое воспаление. Некоторые из этих изменений могут быть последствиями гипертонической болезни для плаценты, однако другие предшествуют материнской клинике. [43]

Нормальный механизм плацентации.

Плацентация происходит в первой половине беременности. Материнская перфузия плаценты происходит через спиральные артерии. Во время плацентации они инвазируются экстравиллезными интерстициальными и эндоваскулярными клетками трофобласта в две волны. Инвазия децидуальной части спиральных артерий ("первая волна") завершается примерно на 12-14 неделе беременности. Инвазия внутренней третьей части миометрия ("вторая волна") происходит примерно в 20-22 недели. Спиральные артерии базальной части децидуа подвергаются ремоделированию, в результате которого инвазированные сегменты теряют свою гладкую мускулатуру и адренергические окончания. Они превращаются из сосудов с высоким сопротивлением и узким калибром в сосуды с низким сопротивлением и высокой емкостью. В результате они сильно расширяются, что приводит к снижению сосудистого сопротивления и увеличению плацентарного потока, необходимого для питания плода. [44]

На ранних сроках беременности в децидуа присутствует большое количество гранулярных лимфоцитов, называемых естественными клетками-киллерами (NK). Децидуальные NK (dNK) играют ключевую роль в инвазии трофобласта и ангиогенезе. Через выработку проангиогенных факторов, таких как фактор роста эндотелия сосудов (VEGF) и плацентарный фактор роста (PlGF), они опосредуют ангиогенез; а через выработку интерлейкинов (таких как интерлейкин-8, IL-8) и медиаторов некроза опухолей (таких как интерферон-индуцибельный протеин-10, IP-10) они способствуют химическому притяжению трофобласта к спиральным артериям. Предполагается, что децидуальные макрофаги также играют важную роль в этом процессе, ингибируя цитотоксическое действие dNK во время беременности.

Механизмы аномальной плацентации.

Генетические, экологические и иммунологические факторы могут предрасполагать к нарушению механизмов плацентарной имплантации и последующей дисфункции плаценты. [31]

При преэклампсии ремоделирование эндоваскулярного и интерстициального трофобласта происходит неполно, ограничиваясь периферическими децидуальными сегментами, поэтому спиральные артерии по-прежнему ограничиваются периферическими сегментами. сохраняя свою гладкую мускулатуру и эластичную пластинку, что приводит к сохранению ее извилистой формы с толстыми и узкими мышечными стенками.Сохраняющаяся гладкая мускулатура остается вазоактивной и вызывает периодическую гипоперфузию плаценты, приводя к окислительному стрессу, который приводит к высвобождению антиангиогенных факторов (включая растворимую fms-подобную тирозинкиназу 1, sFlt-1 и растворимый эндоглин, sEng) в материнскую циркуляцию. В свою очередь, снижается уровень проангиогенных факторов (PlGF, VEGF). [43]

Ангиогенный дисбаланс усиливает воспаление сосудов матери и вызывает генерализованную или мультисистемную дисфункцию эндотелия, которая может наблюдаться в органах-мишенях, пораженных преэклампсией (мозг, печень, почки), что приводит к появлению таких типичных признаков, как гипертония и протеинурия. В нескольких эпидемиологических исследованиях было отмечено повышение уровня антиангиогенных факторов (sFlt-1 и sEng) в материнской крови до и во время развития клинической преэклампсии [34].

Кроме того, активация эндотелиальных клеток, воспалительных лейкоцитов и тромбоцитов вызывает изменения в белках свертывания крови, комплементе и провоспалительных цитокинах.[43]

Плацентарная гипоксия является необходимой, но не всегда достаточной предпосылкой для возникновения преэклампсии. Было замечено, что не все плаценты женщин с ПЭ имеют изменения, связанные с дефектной трансформацией стенок спиральных артерий. Существуют, по крайней мере, два других явления, которые могут нарушить плацентарную перфузию, а именно острый атеросклероз и тромбоз.

Развитие острого атеросклероза или тромбоза в плаценте может развиться у матери, которая уже была предрасположена к этому из-за сопутствующей патологии (гипертония, сахарный диабет, антифосфолипидный синдром). При преэклампсии системное сосудистое воспаление и проатерогенный липидный профиль, характерные для беременности, усиливаются до крайности. Так, в субэндотелии спиральных артерий откладываются заполненные липидами пенистые клетки и макрофаги, а на дистальных концах формируется фибриноидный некроз и периваскулярная лимфоцитарная инфильтрация. Острый атероз способствует как тромботическим явлениям, так и снижению кровотока в межворсинчатом пространстве с последующей гипоперфузией и гипоксией, выступающими в качестве еще одного источника окислительного стресса.

Патогенез преэклампсии.

Преэклампсия очень неоднородна по форме проявления. Различные разновидности этой патологии отличаются происхождением, распространенностью, временем возникновения, тяжестью и сопутствующими повреждениями, которые могут развиться как в органах-мишенях матери, так и у плода.[45]

Очень упрощенно можно выделить две группы в зависимости от происхождения преэклампсии. В первой предполагается, что преэклампсия может возникнуть вследствие изменений в плаценте у матери с изначально нормальными артериальными сосудами, что мы будем называть преэклампсией плацентарного происхождения. Она встречается реже, начинается раньше, обычно ассоциируется с большей тяжестью преэклампсии, а также с тяжелыми нарушениями развития плода. Напротив, во второй группе преэклампсия может развиться у матери с ранее нарушенным сосудистым деревом, без дефекта плаценты, и поэтому ее можно назвать материнской преэклампсией. Это касается беременных женщин с хронической гипертонической патологией, сахарным диабетом и васкулопатией, присутствующей при различных хронических заболеваниях (антифосфолипидные антитела). Преэклампсия материнского происхождения более распространена, развивается позже и не так сильно влияет на состояние плода. Однако, вероятно, чаще встречается преэклампсия смешанного происхождения, при которой более или менее нарушенная плацентация в разной степени сочетается с материнскими сосудистыми изменениями. Возможно, именно такая форма протекания связана с наибольшей тяжестью преэклампсии. В этих случаях причиной плохой плацентации может быть хроническая дисфункция эндотелия.[46]

Преэклампсию также называют ранней и поздней, в зависимости от времени начала заболевания во время беременности.[45]

Ранняя преэклампсия обычно ассоциируется с преэклампсией фетального происхождения, хотя ее патогенез и развитие заболевания более схожи с преэклампсией смешанного происхождения. Таким образом, чем сильнее плацентарные изменения и чем больше материнская предрасположенность к повреждению эндотелия, тем более тяжелой и ранней будет преэклампсия.

Патофизиология **поздней преэклампсии** менее ясна. Плацентарный компонент, вероятно, играет более слабую роль, а предрасполагающими факторами являются сопутствующие сосудистые заболевания матери. Тем не менее, повышенный долгосрочный сердечно-сосудистый риск у пациенток с ПЭ выше у тех, у кого преэклампсия развивается рано. Поэтому различие между ранней и поздней ПЭ с точки зрения этиопатогенеза недавно было поставлено под сомнение рядом авторов, которые настаивают на том, что доказательств в пользу этой гипотезы мало.[45]

В пользу теории дихотомизации между ранним и поздним заболеванием говорит тот факт, что ранее здоровая мать может перенести умеренное токсическое поражение плаценты без развития преэклампсии или же сделать это поздно и в легкой форме. В этих случаях плод, который изначально не подвергается воздействию, растет без происшествий до конца гестации, когда он требует больше от своей плаценты. Плацента становится недостаточной, что приводит к развитию преэклампсии. Это может объяснить более высокую долю крупных плодов при поздних ЕР. [47] Тот факт, что она связана с меньшим или отсутствующим компромиссом плода, не означает, что эта группа освобождена от осложнений. Так, 20 % синдромов HELLP и 55 % эклампсий возникают на сроке беременности. [48]

Преэклампсия и ограничение внутриутробного роста - два заболевания, которые могут развиться во время гестации и имеют общий дефект плаценты. Однако преэклампсия приводит к появлению материнских проявлений, которые не развиваются в случае изолированного РМС (без сопутствующего ВП). Эти два состояния могут развиваться независимо друг от друга, хотя могут и совпадать при одной и той же беременности. [49]

Недавно были опубликованы данные о том, что пациентки, у которых развивается только РМС, имеют повышенный риск развития сердечно-сосудистой патологии в будущем, независимо от наличия у них преэклампсии, хотя и в меньшей степени. Аналогично, пациентки с изолированным РМС также имеют большую предрасположенность к развитию гипертонической болезни до и после беременности. Таким образом, было выдвинуто предположение, что риск ПЭ и/или РМС тесно связан с материнской предрасположенностью к эндотелиальной дисфункции, что оправдывает повышенный сердечно-сосудистый риск и плохую плацентацию.

С другой стороны, принимая во внимание преконцепционное состояние материнского эндотелия, была предложена модель, объясняющая раннюю преэклампсию с РМС, позднюю преэклампсию без РМС и даже РМС без ПЭ. Таким образом, дефект плаценты может существовать, не будучи обязательно связанным с преэклампсией. Таким образом, описаны следующие возможности. [50]

Материнская или поздняя ПЭ (без РМС). Если функция эндотелия нарушена до беременности, а плацентация нормальная, то только на поздних сроках беременности может возникнуть системная воспалительная декомпенсация и преэклампсия. Антиангиогенные факторы не будут повышены.

Плацентарная или ранняя ПЭ (с РМС). Если к эндотелиальной дисфункции добавить плохую плацентацию, то окислительный стресс усугубит системную патологию матери, что приведет к преэклампсии, часто ассоциированной с РМС. Антиангиогенные факторы будут повышены.

РМС без ПЭ. При плохой плацентации и хорошей эндотелиальной функции матери окислительный стресс приводит к ухудшению питания плода, но не вызывает генерализованной воспалительной декомпенсации и, следовательно, не приводит к преэклампсии. Проангиогенные факторы снижены, а антиангиогенные факторы могут быть повышены.

Методы прогнозирования преэклампсии

Адекватное прогнозирование беременных женщин, подверженных риску развития ПЭ, на сегодняшний день является сложной задачей. Существует множество теорий, которые пытаются объяснить причины возникновения преэклампсии, чтобы установить факторы риска, которые могут предрасполагать к ее возникновению, с целью поиска диагностических методов для создания лечения, непосредственно связанного с этиопатогенезом этой патологии, как можно эффективнее и раньше. Считается, что подходящий тест для прогнозирования того, какие пациентки подвержены повышенному риску развития преэклампсии, должен быть простым, быстрым, недорогим, легко выполнимым, неинвазивным, безопасным и комфортным для пациента. Тест должен обладать адекватной чувствительностью и специфичностью, с высокой вероятностью положительного и низкой вероятностью отрицательного результата. Кроме того, используемая методика должна быть легко воспроизводимой, а технология - доступной для подавляющего большинства. В идеале тест должен давать возможность предотвратить развитие заболевания или, по крайней мере, улучшить состояние матери и плода.

На сегодняшний день разработаны различные методы прогнозирования ПЭ. Несмотря на то, что в последнее время стало ясно, что будущее ранней диагностики будет основано на биохимическом **исследовании различных маркеров**, существуют и другие методы, такие как **анамнез, оценка АД** и **допплерометрия маточных артерий**, которые до сих пор в некоторых руководствах используются в рутинном лечении как отдельно, так и в комбинации. С другой стороны, для прогнозирования и ранней диагностики преэклампсии используется множество других тестов. Некоторые из них не были рекомендованы для использования в клинической практике. Другие все еще находятся в стадии изучения. Инфузия ангиотензина II для определения сосудистой реактивности (при его введении наблюдается повышение АД) дала положительную прогностическую ценность (PPV) для ПЭ в 40%; однако дизайн теста исключает его использование в клинической практике. [51] Определение калликреина (участвующего в регуляции АД) в материнской моче показало, что PPV для ПЭ составляет 91%, что не было обнаружено в других исследованиях. [52] Протеомный и геномный анализ представляется перспективным, поскольку в предварительных исследованиях были отмечены высокие показатели PPV и отрицательной прогностической ценности (NPV) для прогнозирования ранней преэклампсии; однако в этой области необходимы дальнейшие исследования.

История болезни

Существуют различные аспекты состояния здоровья беременной женщины, по которым можно судить о риске развития преэклампсии у нее априори. Среди них - личный или семейный анамнез, возраст матери, равный или превышающий 40 лет, черная раса, отсутствие беременности, индекс массы тела (ИМТ) более 30, высокое базальное АД и наличие ранее существовавших сосудистых заболеваний. В Великобритании в первый плановый визит беременной женщины включен тест на предикцию риска развития преэклампсии. Благодаря ряду характеристик матери, таких как личный и семейный анамнез, возраст и индекс массы тела, беременные женщины с предрасположенностью к развитию преэклампсии могут быть выявлены на ранних стадиях. Таким образом, с помощью более тщательного наблюдения за беременностью можно диагностировать заболевание на ранней стадии, чтобы снизить количество осложнений для матери и плода. [53]

В исследовании, проведенном в Англии, оценивались алгоритмы прогнозирования ЭГЭ, основанные на многомерном анализе материнских факторов, с учетом их прогностической способности в отношении ранней, поздней и гестационной гипертензии-преэклампсии. Чтобы определить, какие материнские факторы риска ассоциируются с различными типами ЭГЭ, был использован логистический регрессионный анализ. При уровне ложноположительных результатов в 5% частота выявления ранней ПЭ составила 37,0%, поздней ПЭ - 28,9%, а гестационной гипертензии - 20,7%. Факторами риска, наиболее связанными с ранней преэклампсией, были черная раса, хроническая АГТ, личный анамнез преэклампсии при предыдущей беременности и использование препаратов, стимулирующих овуляцию. Для поздней преэклампсии и гестационной АГТ большую прогностическую силу имели более старший возраст и ИМТ матери, черная раса, а также предыдущая или семейная история ПЭ. Индийская и пакистанская раса ассоциировалась с более высоким риском развития поздней ПЭ[46]. [54]

Измерение АД на протяжении всего периода беременности, и особенно во втором триместре, использовалось в качестве метода диагностики преэклампсии, хотя и не в одиночку. Некоторые исследования показывают, что повышение среднего АД может наблюдаться с первого триместра беременности у женщин с большей предрасположенностью к преэклампсии. Так, у пациенток с ПЭ среднее АД в первом триместре было обратно связано с ГА при родах. [55]

Важность оценки риска в первом триместре заключается в том, что к этим пациенткам можно применить профилактическое лечение, чтобы у них не развилась преэклампсия. Несколько рандомизированных исследований показали, что аспирин может снизить частоту развития преэклампсии примерно на 50 % при условии, что лечение будет начато до 16-й недели беременности. Недавний метаанализ 42 исследований с участием большого количества беременных женщин показал, что прием аспирина в низких дозах, начатый в 16 недель или раньше, связан с уменьшением перинатальной смертности, ПЭ, тяжелой ПЭ, РМС и преждевременных родов. [56]

Только с помощью ГК можно выявить 35-50% ЕР, требующих прерывания беременности до 34 недель, при этом частота ложноположительных результатов составляет 5-10%. [57]

Биохимические маркеры

Недавнее открытие важности ангиогенного баланса в развитии этой патологии подтверждает двухэтапную теорию преэклампсии. Эпигенетические и иммунологические факторы могут предрасполагать к первоначальному повреждению, которое возникает при преэклампсии с нарушением имплантации плаценты и последующей дисфункцией. [58] Это приводит к изменению плацентарной экспрессии ангиогенных и антиангиогенных факторов. Ангиогенные факторы, такие как PlGF, снижаются, а антиангиогенные факторы, такие как sFlt-1, повышаются. Дисбаланс между этими двумя факторами может повлиять на эндотелиальные клетки и привести к повреждению различных органов-мишеней16. Это относится в основном к ранней преэклампсии, поскольку считается, что плацентарный компонент в патогенезе поздней преэклампсии играет менее значительную роль. [59]

При исследовании пораженной плаценты наблюдаются аномальные уровни PlGF и sFlt-1, что приводит к изменению их циркулирующих концентраций в материнской сыворотке, и для их выявления были разработаны высокочувствительные тесты. Использование этих маркеров поможет в прогнозировании и диагностике преэклампсии, особенно полезно, когда их соотношение рассчитывается как квант (sFlt1/PlGF). Опубликованы данные о чувствительности 89 % и специфичности 97 % для выявления ранней преэклампсии. [60, 61]

Также было замечено, что соотношение между антиангиогенными и ангиогенными факторами способно с высокой точностью предсказать неблагоприятные исходы, связанные с преэклампсией. [62] Этот вклад представляет большой интерес, поскольку изменение классических клинических параметров, таких как гипертензия и протеинурия, не является адекватным предиктором неблагоприятных исходов. Дисбаланс этих биохимических маркеров используется не только как предиктор преэклампсии и ее тяжести. Целью прогнозирования и ранней диагностики является изменение развития этой патологии для улучшения материнско-плодовых исходов. Исходя из этого, в настоящее время экспериментально применяется лечение, заключающееся в частичной элиминации sFlt-1 из материнской крови для улучшения клинических параметров заболевания и продления гестации. [63]

Установлено, что уровень PlGF снижается не только в клинической фазе заболевания, но и за несколько недель до его развития, поэтому его использовали для прогнозирования преэклампсии в первом триместре беременности. Было замечено, что уровень PlGF находится в обратной зависимости от ГА при родах, поэтому чем раньше и тяжелее преэклампсия, что подразумевает более раннее окончание гестации, тем ниже количество этого ангиогенного фактора в материнской крови. [64]

PAPP-A (pregnancy-associated plasma protein A), синцитиотрофобластная металлопротеиназа, стимулирующая функцию митогенеза инсулиноподобных факторов роста, участвующих в развитии плаценты, также широко ассоциируется с преэклампсией, особенно ее низкий уровень в первом триместре гестации, поэтому ее значение входит в комбинированные программы прогнозирования на ранних сроках беременности. Как и PlGF, уровень PAPP-A находится в обратной зависимости от ГА при родах. [64]

Существуют и другие биохимические маркеры, такие как sEng и VEGF. Их оценка может быть использована в качестве предиктора ПЭ, но с низкой прогностической силой и исследованиями низкого методологического качества, что пока не позволяет использовать их в клинической практике. В систематическом обзоре были проанализированы 22 исследования типа "случай-контроль" и 12 когортных исследований, в которых PlGF, VEGF, sFLT-1 и sENG оценивались в материнской сыворотке. Их способность выявлять преэклампсию была ниже в первом триместре, чем во второй половине беременности. Концентрация PlGF и VEGF была ниже у тех, у кого развилась преэклампсия, а концентрация sFLT-1 и sENG - выше. Для PlGF ОР составил 9 (95% доверительный интервал, ДИ 5,6-14,5) с чувствительностью 32%; для sFLT-1 ОР составил 6,6 (95% ДИ 3,1-13,7) с чувствительностью 26%; для sENG ОР составил 4,2 (95% ДИ 2,4-7,2) с чувствительностью 18%. [64]

Использование биохимических маркеров не было включено в повседневную практику в клинических руководствах. Недавно был опубликован документ, в котором акушеров призывают ввести его в повседневную практику, утверждая, что соотношение sFlt- 1/PlGF может помочь оптимизировать ведение пациенток с ПЭ. Также отмечается, что еще предстоит выяснить, может ли серийный скрининг этого соотношения на протяжении всего срока беременности улучшить прогноз данной патологии. [65]

С другой стороны, на сегодняшний день в нескольких руководствах говорится, что оптимизация медицинского подхода к диагностике преэклампсии является на сегодняшний день единственным модифицируемым прогностическим фактором при преэклампсии, и на основании этих руководств (которые не включают использование биомаркеров) материнские осложнения значительно снижаются по сравнению с нестандартизированным ведением (с 5,1% до 0,7%, p<0,001; ОР 0,14, 95% ДИ 0,04-0,49). [66]

В настоящее время очень мало клинических руководств включают биомаркеры в качестве предикторов и диагностики ПЭ, хотя текущие и будущие направления исследований сосредоточены на них, как самостоятельно, так и в сочетании с другими маркерами, такими как демографические характеристики матери и допплеровское исследование маточных артерий.

Применение допплерографии в исследовании кровотока в маточных артериях.

Маточные артерии (МАт) берут свое начало от внутренней подвздошной артерии. Они достигают шейки матки на уровне внутреннего шеечного отверстия, где описывают восходящую дугу. Непосредственно перед достижением шейки матки везико-вагинальные ветви и цервико-вагинальная артерия, которые будут снабжать нижнюю часть шейки матки и цервико-вагинальную артерию, отделяются от переднебоковой стенки влагалища. Описав дугу, они поднимаются вдоль латеральной границы матки, вдоль которой берут начало аркуатные артерии, ветвь, снабжающая круглую связку, и ветвь, ведущая к дну матки, где она анастомозирует с контралатеральной ветвью. [67]

Дугообразные артерии делятся на две ветви - переднюю и заднюю - и анастомозируют с контралатеральными ветвями матки, образуя сосудистое кольцо. Это кольцо проходит в месте соединения двух внутренних третей с наружной третью миометрия. От этого сосудистого кольца отходят мелкие ветви: центробежные, идущие к серозной оболочке матки, и радиальные артерии, идущие к эндометрию. В эндометрии берут начало базальные и спиральные артерии. [68]

В акушерстве допплеровское ультразвуковое исследование является чрезвычайно полезным при условии, что оно применяется целенаправленно, с учетом клинического контекста, в котором оно используется. На уровне плода оно позволяет определить движение крови в сосуде и оценить его направление, скорость и количество. Это позволяет нам более точно понимать гемодинамические изменения плода, оптимизировать контроль за состоянием плода и снизить перинатальную заболеваемость и смертность при беременности с высоким риском. На материнском уровне допплерометрия маточных артерий является неинвазивным методом, позволяющим косвенно изучить процесс плацентации (трофобластическая инвазия спиральных артерий); ее нарушение лежит в основе этиопатогенеза преэклампсии и некоторых связанных с ней осложнений. Таким образом, неспособность установить низкоомное маточно-плацентарное кровообращение является тем патофизиологическим фактом, на котором основывается прогнозирование преэклампсии с помощью исследования DAUt. [67] При исследовании артериальных сосудов допплерография преобразуется в волну потока с максимальным систолическим пиком и диастолическим пиком. В отличие от этого, поток в венозном сосуде будет представлен непрерывной волной, без различия между систолой и диастолой. [67] При нормальном течении беременности форма волны постепенно меняется по мере того, как происходят изменения в сосудистой системе маточно-плацентарной области. Спиральные артерии претерпевают анатомические изменения и становятся маточно-плацентарными артериями. [67] На ранних сроках беременности (в течение первых 10-12 недель) артерии ведут себя как сосуды с высоким сопротивлением, с высокой пульсативностью, представляя систолический пик с высоким ускорением и протодиастолическую выемку (протодиастолическая выемка), представляющую собой эластическое восстановление мышечной стенки после систолы. Таким образом, протодиастолическая выемка определяется как снижение или отсутствие потока в начале диастолы, обоснованное жесткостью стенки сосуда. Поскольку диастола является пассивным явлением, скорости низкие, а волна имеет нисходящий наклон. Конечный диастолический поток незначителен и представляет собой поток в межворсинчатом пространстве. 68Приблизительно с 12 недели беременности спиральные артерии теряют свою мышечную оболочку, что приводит к увеличению потока в межворсинчатом пространстве. Это приводит к потере протодиастолического расщепления, постепенному появлению повышенного диастолического потока в ВСА с увеличенной систолической и диастолической скоростью, что отражает сосудистое русло с низким сопротивлением.

Плацентарный объем увеличивается, а пульсативность ТАУ снижается. [68]

Постепенно, между 12 и 24 неделями беременности:

• Протодиастолическая выемка исчезает.

• Снижение сосудистого сопротивления в маточно-плацентарном ложе.

• Скорости (систолическая и особенно диастолическая) увеличиваются.

Однако при аномальной плацентации, когда спиральные артерии не теряют мышечный слой, сохраняется маточное сосудистое дерево с высоким сопротивлением, что приводит к образованию маточных артерий с высоким сопротивлением кровотоку. Это, в свою очередь, отражается на ВМД с формой волны, в которой сохраняется протодиастолическое расщепление, низкие систолическая и диастолическая скорости и, как следствие, высокие индексы сопротивления и пульсативности ВМД. [68]

Такое состояние повышенной резистентности маточно-плацентарного ложа связано с преэклампсией, РМС, НИППД и перинатальной смертью. В настоящее время tUAD используется для прогнозирования преэклампсии в первом и втором триместрах, а также как инструмент для прогностической классификации РМС, помогая выявить случаи, которые могут выиграть от более активного акушерского ведения. 68

Методика измерения маточных артерий
Важно адаптировать технические параметры допплерографии к характеристикам потока в каждом сосуде, чтобы получить адекватный и интерпретируемый в клинике сигнал.

Подъездной маршрут

Трансвагинальный путь. Обычно используется, когда исследование проводится в первом триместре беременности или у пациенток с ожирением во втором и третьем триместрах. Зонд вводится во влагалище, парамедиально шейке матки. Маточная артерия расположена на уровне внутреннего зева шейки матки. Ниже маточной артерии располагаются шеечные артерии, выше - аркуатные артерии. Маточная артерия имеет высокую скорость (более 60 см/с, обычно более 100 см/с). Объем Образец (ворота) помещают в центр мензурки с отверстием 2-3 см. мм. Следует выбрать наиболее вертикальный участок артерии. 68

Трансабдоминальный путь. Обычно используется во втором и третьем триместре беременности. Кровоток измеряется на уровне соединения ВСА с подвздошной артерией, до разветвления (1-2 см дистальнее места соединения). 68

Методика оптимизации допплеровского исследования маточных артерий

Для оптимального проведения допплеровского исследования необходимо учитывать ряд параметров, которые могут быть изменены оператором ультразвукового сканера.

Размер окна. При трансабдоминальном обследовании, после того как ультразвуковой датчик будет размещен над подвздошной ямкой беременной женщины, на экране должно появиться цветное окно, пропорциональное AUt, которое мы хотим проанализировать, с сосудом в центре окна. Изображение должно быть увеличено с помощью функции масштабирования аппарата.

Угол инсонации. Поскольку скорость зависит от угла, необходимо знать угол, под которым датчик ультразвукового луча ударяется о продольную ось исследуемого сосуда. Этот угол должен быть меньше 30º и максимально приближен к 0º.

Для оптимизации методики объем образца должен соответствовать калибру сосуда, чтобы избежать потока из соседних сосудов и внешних шумов, курсор или штангенциркуль должны располагаться в центре сосуда.

Цветная допплерография должна использоваться с высокой скоростью (30-50 см/с). В первом триместре, если мы обнаруживаем низкую скорость, следует думать, что мы ошибочно оцениваем шейную артерию. Если во втором или третьем триместре мы получаем низкую скорость потока, следует думать, что мы измеряем аркуатную артерию. Для их изучения необходимо получить от трех до пяти последовательных волн одинаковой морфологии, занимающих три четверти экрана.

Измеряемые переменные (качественная и количественная оценка)
Цель допплерографии кровотока - анализ формы волны потока, отображаемой ультразвуковым сканером, для определения высокого или низкого сопротивления сосуда прохождению кровотока. После получения формы волны можно провести количественную и качественную оценку.

Количественная оценка волны потока. [67]

Количественная оценка формы волны наиболее часто используется в клинической практике. Волна потока анализирует скорость крови, которая, в свою очередь, зависит от дистального сопротивления распределительной сети, силы, прилагаемой сердцем, и вязкости крови. В артериальных сосудах скорость зависит от сердечного цикла, так что пик максимальной скорости совпадает с систолой желудочков. Затем скорость снижается, достигая минимума в конце диастолы. Наиболее заметными компонентами допплеровской формы волны являются систолический пик или скорость и диастолический или конечный диастолический пик или скорость. Разница между этими двумя пиками составляет пульсативность. При увеличении сопротивления в дистальном русле сканируемого сосуда конечный диастолический поток уменьшается, даже отсутствует или меняется на противоположный; таким образом, чем больше разница между систолической скоростью и диастолической скоростью, тем больше сопротивление в дистальном русле. Существуют три импедансных индекса, которые предоставляют информацию о дистальном сосудистом сопротивлении, которое считается основным фактором, определяющим кровоток. Они не измеряют абсолютные значения сосудистого потока и поэтому не требуют знания угла инсонации или диаметра сканируемого сосуда. Это индекс пульсативности (PI), индекс резистентности (RI) и соотношение систолы и диастолы. [67] Индекс пульсативности наиболее широко используется в медицине материнства и плода, поскольку это наиболее воспроизводимый, объективный и эффективный показатель для прогнозирования преэклампсии, РМС и других неблагоприятных исходов беременности. Именно этот показатель лучше всего коррелирует с клинической тяжестью сопутствующих осложнений. Существуют нормальные значения ПИ ОАт в зависимости от гестационного возраста, к которым следует обращаться для оценки. Поскольку исследование должно проводиться на обеих маточных артериях (правой и левой), определяется среднее значение ПИ обеих артерий (IPm), которое считается измененным, если оно превышает 95-й перцентиль на кривых нормальности. Нормальный показатель PI снижается на протяжении всей беременности, что является следствием прогрессирующего снижения сопротивления маточно-плацентарного кровообращения по мере прогрессирования беременности. [67]

IP = (S - D) / M

S: систолическая скорость; D: диастолическая скорость; M: средняя скорость S и D.

Качественная оценка волны потока.

В то время как количественная оценка дает объективное значение, качественная оценка зависит от субъективности оператора, поскольку требует интерпретации морфологии формы волны. Наиболее значимой характеристикой является протодиастолическая выемка, отражающая снижение кровотока в начале диастолы. Ее выявление после 24-й недели беременности считается ненормальным. [68]

Она может быть односторонней (только в одной из маточных артерий) или двусторонней. Если она визуализируется только в одной из артерий, то не считается предиктором плохого перинатального исхода, поскольку связана с латерализацией плаценты. Напротив, если она появляется в обеих маточных артериях в третьем триместре, это связано с повышенным сопротивлением прохождению кровотока по этим сосудам и может быть отражением плохой плацентации. [68] Наличие протодиастолического надреза связано с высокими индексами сопротивления и пульсативности. [68] Это связано с повышенной вероятностью развития гестационной гипертензии, ПЭ и РМС. [69]

Современная ситуация между диагностикой преэклампсии и допплеровским исследованием маточных артерий.

В настоящее время профилактические меры по предупреждению преэклампсии находятся в стадии изучения, поэтому действия должны быть направлены на выявление беременных женщин из группы риска для ранней диагностики и адекватного контроля гестации. Таким образом, описаны два типа профилактики: [70]

Третичная профилактика: выявление случаев преэклампсии и РМС для проведения адекватного гестационного контроля и прерывания беременности. Недостаток знаний о естественном развитии заболевания и отсутствие этиологического лечения приводят к тому, что в большинстве больниц преэклампсия не включается в программу скрининга населения. [70]

Ультразвуковое исследование DAUt с расчетом индексов резистентности и определением протодиастолической выемки в первом и втором триместре может помочь выявить женщин с повышенным риском развития преэклампсии с целью снижения материнской и плодовой заболеваемости и смертности. [70]

Сообщалось, что чувствительность и частота выявления АВУД во втором триместре беременности для прогнозирования преэклампсии в неизбирательной популяции (с факторами риска развития гипертонической болезни и без них) составляет от 50 до 60%. Это означает, что только половина женщин, у которых впоследствии развивается это заболевание, правильно идентифицируется по измененной допплеровской АВТ. С другой стороны, специфичность составляет около 95 %, что означает, что у большинства женщин с нормальной tAUS не развивается преэклампсия. [71]

Если разделить преэклампсию на раннюю (или тяжелую) и позднюю (или легкую), в зависимости от того, была ли беременность прервана до или после 34-й недели беременности, эффективность этого теста как скринингового метода будет выше. При ранней преэклампсии чувствительность теста возрастает до 80-85 %; более того, если преэклампсия заставляет прервать беременность до 32-й недели беременности, чувствительность возрастает до 90 %. [72]

В метаанализе, включавшем исследования, в которых tUAD проводился во втором триместре в популяционной выборке без факторов риска гипертензивных состояний, этот тест не улучшил материнские и перинатальные исходы. [73] В последующем анализе также было установлено, что в хорошо отобранной популяции без факторов риска гипертензивных состояний tUED имеет низкую чувствительность в прогнозировании преэклампсии. [74]

В систематическом обзоре и мета-анализе был сделан вывод о том, что tUAD является более эффективным тестом для прогнозирования преэклампсии при проведении во втором триместре, чем в первом триместре, с PPV для ПЭ в общей популяции 7,5 и 21,0 для популяции высокого риска. [75]

Классически tUED добавляется к ультразвуковому исследованию для диагностики врожденных пороков развития, которое проводится во всей популяции в 20 недель беременности. Поскольку плацентация заканчивается примерно в 24 недели, в ряде исследований сделан вывод, что оценку tUED не следует проводить до этого срока, что снижает процент ложноположительных результатов и повышает чувствительность теста. Это можно сделать в один или два этапа. Двухэтапное исследование основано на проведении tUED для всей популяции на 20-й неделе (без дополнительных визитов), и если tUED изменится, то только эти пациенты будут повторно обследованы на 24-й неделе для повторной оценки tUED. С другой стороны, в одноэтапном исследовании

все пациенты должны быть осмотрены на 24-й неделе для проведения tUED, что позволяет избежать проведения tUED на 20-й неделе.
Если ограничить анализ tUAD популяцией с факторами риска развития преэклампсии, то для определения риска развития преэклампсии можно использовать одномоментный метод (около одной недели беременности). 24), при распространенности заболевания от 18 до 37%, чувствительность составляет от 44 до 64%, специфичность - от 73 до 94%, PPV - от 33 до 70% и NPV - от 80 до 89%. В неизбирательной популяции при одномоментном проведении ПДР в 23-24 недели в исследовании, в которое были включены 1757 беременных женщин, результаты анализировались на основании измененного MPI и наличия двусторонней насечки при исследовании маточных артерий. Ненормальный МПА был обнаружен у 5,1%, двусторонний надрез - у 4,4%, а оба признака - у 2,2% обследованных. Что касается преэклампсии, то при анализе PI чувствительность теста составила 35,3% и 80% в случаях, когда гестация должна была быть прервана до 34 недель. Что касается РМС, то чувствительность теста PI составила 21 %, увеличившись до 70 %, когда беременность пришлось прервать до 34 недель. При исследовании с двусторонним надрезом результаты были аналогичными. Авторы делают вывод, что проведение tUAD в 23-24 недели снижает частоту ложноположительных результатов. [76]

Двухэтапный тест (первая оценка на 20-й неделе и, в патологических случаях, повторная на 24-й неделе) был проанализирован в нескольких исследованиях с большим количеством беременных женщин в неизбирательных популяциях. Так, после изучения 2437 беременных женщин было установлено, что tUED был патологическим на 20-й неделе у 16 %, а на 24-й неделе оставался измененным у 5,6 % из них. При распространенности преэклампсии в 1,8 % среди беременных, у которых она оставалась измененной, были получены чувствительность 78 %, специфичность 95 %, PPV 22 % и NPV 99 %76. В другой серии исследований было установлено, что в 8,6% случаев патологический тамоксифен на 20-й неделе оставался измененным на 24-й неделе; они также пришли к выводу, что распространенность неблагоприятных исходов не отличается между беременными с патологическим тамоксифеном на 20-й неделе с последующей нормализацией и беременными с нормальным тамоксифеном на 20-й неделе. [77]

В последнее время возник интерес к тому, чтобы перенести скрининг на преэклампсию с помощью tUED на первый триместр, исходя из того, что при выявлении группы населения с повышенным риском развития этой патологии можно будет проводить профилактическое лечение ежедневным приемом низких доз аспирина. [56] Таким образом, вмешательство до завершения процесса плацентации направлено на предотвращение дефекта плаценты и, следовательно, преэклампсии.

Мета-анализ, опубликованный в 2014 году, включал несколько исследований с общим количеством 55 974 пациенток, в которых анализировалась точность tUAUED в первом триместре беременности для прогнозирования неблагоприятных исходов беременности, включая преэклампсию. Чувствительность и специфичность для прогнозирования ранней преэклампсии составили 47,8% (95% ДИ 39,0-56,8) и 92,1% (95% ДИ 88,6-94,6), соответственно. Чувствительность для прогнозирования преэклампсии в целом, независимо от того, ранняя она или поздняя, составила 26,4% (95% ДИ 22,5-30,8), а специфичность - 93,4% (95% ДИ 90,4-95,5). Также была проведена оценка профилактического лечения аспирином в низких дозах у беременных женщин с низким риском и измененным тамоксифеном в первом триместре, и на основании количества, необходимого для лечения (NNT), был сделан вывод о наличии достаточных доказательств для обоснования назначения этого лечения. [78]

Было установлено, что скрининг TUAD в первом триместре менее предсказуем по сравнению со скринингом во втором триместре. Сообщалось, что частота выявления tUAD варьирует в пределах 40-67% для ранней преэклампсии и 15-20% для поздней преэклампсии. [79] Кроме того, в нескольких обзорах делается вывод о том, что в исследованиях, оценивающих прогностические модели для ПЭ в первом триместре, часто встречаются методологические недостатки. [80]

МЕТОДОЛОГИЧЕСКАЯ РАЗРАБОТКА

Описательное, проспективное и продольное исследование было проведено в Главном учебном госпитале "Iván Portuondo" в Сан-Антонио-де-лос-Баньос, провинция Артемиса, в период с июля 2015 по декабрь 2017 года.

Вселенная и выборка

В выборку вошли 205 пациенток, которым была проведена допплеровская флоуметрия патологических маточных артерий в период с 22 по 24 неделю беременности. Выборка состояла из 183 пациенток с патологической допплеровской флоуметрией.

Критерии включения
- Пациентки с патологической допплеровской флоуметрией маточных артерий.

Критерии исключения

- Пациентки, которые не завершили гестацию в нашем госпитальном центре
- Пациентки с нормальными результатами допплеровской флоуметрии маточных артерий

Контроль над предубеждениями

Для того чтобы контролировать предвзятое отношение к проекту, информация сначала собиралась исследователем, чтобы смягчить или контролировать собранную информацию. Чтобы избежать предвзятого отношения к отчетности, была разработана анкета с требуемой степенью конфиденциальности, чтобы получить как можно больше реальных данных с требуемой надежностью.

Техники и процедуры.

-Методы и инструменты сбора данных. Использовались модели качественного исследования, включая теоретические методы, эмпирические методы и статистические процедуры.

Система используемых методов была комплексной:
- Теоретические методы, историко-логический подход при документальном анализе литературы, связанной с артериальной гипертензией, вызванной

беременностью, и допплеровской флоуметрией маточных артерий. Анализ и синтез изученной литературы позволил автору занять одну из сторон в различных рассмотренных теоретических течениях и тем самым решить поставленные задачи исследования.

- Эмпирические методы: Общие данные пациентов, характеристики проведенной процедуры и последующее наблюдение за пациентами были собраны в форме для сбора данных, чтобы впоследствии создать базу данных, в которой хранилась вся интересующая информация, связанная с пациентами, разработанная исследователем для этой цели.

Для сбора этих данных использовались научное наблюдение, интервью, форма сбора данных и применение различных клинических и параклинических методов. Данные были собраны и обработаны с помощью статистического пакета SPSS версии 11.5, с помощью которого были построены графики, таблицы и анализы, соответствующие изучаемым переменным, которые следовали логике их распределения и классификации, в общем виде для достижения поставленных целей во всех случаях использовались суммарные показатели, такие как абсолютные частоты и частоты по сотням. Статистическая обработка информации проводилась следующим образом: Сериализация: заключалась в присвоении серийного номера, соотносимого с каждым из них, что позволило нам лучше их обрабатывать и контролировать. Кодирование: была создана книга кодов, в которой каждому пункту ответа был присвоен код, что позволило добиться большего контроля над работой по табуляции. Табулирование: с помощью математических технологий статистического пакета SPSS информация была табулирована путем размещения ее в таблицах с одинарной и двойной записью, с указанием частотных и процентных показателей. Построение графиков: после табулирования результатов исследования они были представлены в виде таблиц и графиков. Все они использовались для анализа и интерпретации результатов.

Определение переменных.

С помощью использованных инструментов мы получили некоторые переменные, представляющие интерес для развития данного исследования, среди которых:

Переменная	Тип	Операционализация	
		Масштаб	Описание
Возраст.	Количественные порядковые	Менее 20 20-24 25-29 30- 34 Больше или равно 35	Измеряется в годах, достигнутых в соответствии с возрастом на момент последнего дня рождения и по заявлению пациента.
Гонка	Качественный Номинальный Качественный Политомический	Белые Метисы Черные	В зависимости от цвета кожи
Количество родов.	с сайта	Количественные порядковые	Ни одного. Один. Два Три Четыре И более четырех	Роды считаются Роды считаются как эутоцидными, так и дистоцидными, независимо от жизнеспособности продукта зачатия на момент гестационный.
Сопутствующие патологии матери	о	Качественный Номинальный Качественный Политомический	Бронхиальная астма. Артериальная гипертензия. Сахарный диабет. Кардиопатии. Нефропатии. Другие.	Они считаются компенсированными патологиям и.	все матеры ое, не то что
Факторы риска	с сайта	Качественные номинальные дихотомические	Анемия Курение	Считается, что эти факторы присутствуют во время беременности

Оценка питания при поступлении	Качественный Ординарный	Низкий вес Адекватный вес Избыточный вес Ожирение	Оценка питания будет рассматриваться на основе индекса массы тела, полученного при приеме пищи, и будет классифицироваться следующим образом: Недостаточный вес: ИМТ менее 18,9 кг/м2sc Нормальный вес: ИМТ от 18,9 до 25,5 кг/м2sc Избыточный вес: ИМТ от 25,6 до 28,5 кг/м2sc Ожирение: ИМТ более 28,5 кг/м2sc
УсилениеУсиление веса	Качественный Ординарный	Плохое Адекватное Адекватное Преувеличенное	Недостаточный вес по ИМТ 0,4 кг в неделю Нормальный вес по ИМТ 0,3 кг в неделю Избыточный вес в соответствии с индексом массы тела 0,2 кг в неделю
Перинатальные осложнения	Качественный Номинальный Качественный Политомический	Преэклампсия с признаками или без признаков обострения Эклампсия HELLP Ретроплацентарная гематома ВПР олигогидрамниоз недоношенный	Патологии, возникающие у беременных женщин, плодов, новорожденных или женщин в послеродовом периоде.

Процедура:

В соответствии с требованиями проводимого исследования и для достижения поставленных целей была подготовлена форма (приложение 2) для сбора данных, включающая общие сведения о пациентах, включенных в исследование, а также все переменные, представляющие интерес для исследования, которые были заполнены ответственными лицами после получения их информированного согласия (приложение 1), и подробное описание процедуры, которая должна была быть проведена, а также безопасность процедуры. После включения пациента в выборку и согласования с ультразвуковой службой нашего центра, куда направлялись пациенты и где проводилась процедура, результаты доставлялись и оценивались на консультациях по сопутствующей патологии в нашей службе, где их отслеживали ответственные за исследование лица.

Обработка и анализ информации.

Для их понимания количественные и качественные переменные были выражены в соответствующих суммарных показателях: процентах и установлении доверительных интервалов для количественных переменных, а также возможной связи между ними по X^2 и OR. Во всех случаях мы работали с доверительным уровнем 95 %, добавляя альфа-ошибку 0,05 и используя вероятность, связанную с р-значением (менее 0,05), в качестве области отклонения. Расчеты проводились с помощью программы SPSS версии 11.5 для Windows. Данные регистрировались в виде абсолютных и относительных частот для каждого оцениваемого показателя. Результаты представлялись в табличной или графической форме для удобства восприятия. **Этические аспекты:** Исследование проводилось в соответствии с принципами Нюрнбергского и Хельсинкского кодексов и стандартами Совета международных организаций медицинских наук (CIOMS), с соблюдением этических требований научной ценности и обоснованности. Исследование оценил научный совет учреждения, заявив, что полученная информация будет использоваться научным сообществом только в интересах пациентов, проходящих лечение в центре. Перед включением в исследование автор попросил каждого пациента дать согласие на участие в исследовании (Приложение 1). Пациентам, включенным в выборку, в устной форме объяснялись характеристики и цели исследования, а также важность их участия, с использованием понятного и простого языка, подчеркивающего принцип добровольности, и с учетом личных критериев родителей или опекунов, присутствовавших на консультации с пациентом. Конфиденциальность информации была гарантирована с учетом этических и моральных ценностей, присущих автору, без ущерба для восприимчивости исследуемых пациентов. Им была предоставлена возможность выйти из исследования по собственному желанию без каких-либо последствий.

РЕЗУЛЬТАТЫ

В настоящее исследование были включены 183 пациента с патологической допплеровской флоуметрией. Ниже представлены основные результаты по изученным переменным и возможные взаимосвязи между ними:

ТАБЛИЦА 1. Взаимосвязь между наличием преэклампсии и возрастом пациенток с результатами допплеровской флоуметрии патологических маточных артерий. Больница Сан-Антонио-де-лос-Баньос 2015-2017 гг.

Возраст	Преэклампсия		Нет Преэклампсия		ИТОГО	
	Нет	%	Нет	%	Нет	%
Менее 20	9	4,92	6	3,28	15	8,20
20-24	27	14,75	8	4,37	35	19,13
25-29	30	16,39	18	9,84	48	26,23
30- 34	37	20,22	5	2,73	42	22,95
Больше или равно 35	37	20,22	6	3,28	43	23,50
ВСЕ	140	76,50	43	23,50	183	100

Источник: Медицинская карта и форма сбора данных AVERAGE =29,0±6,9 Min 13 Max 42 $X2=12,83$ p=0,01

В настоящем исследовании средний возраст пациенток составил 29,0±6,9 лет с диапазоном от минимального 13 до максимального 42, 26,23% пациенток были в возрасте от 25 до 29 лет, 23,5% - старше 35 лет, 22,95% - от 30 до 34 лет, далее следует группа от 20 до 24 лет - 19,13%, и в меньшей степени - пациентки моложе 20 лет - 8,2%. Как видно, существует статистически значимая связь между возрастом беременных женщин и проявлением преэклампсии во время беременности, согласно полученным значениям $X2=12,83$ и p=0,01 (табл. 1).

ТАБЛИЦА 2. Взаимосвязь Наличие преэклампсии-раса пациенток с результатами допплеровской флоуметрии патологических маточных артерий. Больница Сан-Антонио-де-лос-Баньос 2015-2017 гг.

Раса	Преэклампсия		Нет Преэклампсия		ИТОГО	
	Нет	%	Нет	%	Нет	%
Бланка	115	62,84	38	20,77	153	83,61
Местица	16	8,74	4	2,19	20	10,93
Черный	9	4,92	1	0,55	10	5,46
ВСЕ	140	76,50	43	23,50	183	100

Источник: Медицинские карты и форма сбора данных $X2=1,30$ $p=0,5$

В таблице 2 представлено распределение пациенток по расовому признаку: 83,61% пациенток были белыми, 10,93% - смешанной расы и 5,46% - черными. Согласно полученным значениям (p=0,05), не было выявлено связи между расовой принадлежностью беременных женщин и возникновением преэклампсии во время беременности.

ТАБЛИЦА 3. Взаимосвязь между наличием преэклампсии и количеством родов у пациенток с результатами допплеровской флоуметрии патологических маточных артерий. Больница Сан-Антонио-де-лос-Баньос 2015-2017 гг.

Количество родов	Преэклампсия		Нет Преэклампсия		ИТОГО	
	Нет	%	Нет	%	Нет	%
Нет	45	24,59	26	14,21	71	38,80
Один	65	35,52	12	6,56	77	42,08
Два	9	4,92	2	1,09	11	6,01
Три	14	7,65	2	1,09	16	8,74
Четыре	3	1,64	1	0,55	4	2,19
И более четырех	4	2,19	0	0,00	4	2,19
ВСЕ	140	76,50	43	23,50	183	100

Источник: Медицинские карты и форма для сбора данных.

$X2=11,27 p=0,02$

Что касается количества родов, то у большинства пациенток (42,08%) были предыдущие роды, за ними следуют нерожавшие пациентки (38,8%). В целом наблюдалась более высокая частота многорожавших пациенток, что имело статистически значимую связь с наличием преэклампсии с $X2=11,27$ и $p=0,02$ (табл. 3).

ТАБЛИЦА 4. Взаимосвязь между наличием преэклампсии и патологиями матери, присущими или ассоциированными с беременностью, у пациенток с результатами допплеровской флоуметрии патологических маточных артерий. Больница Сан-Антонио-де-лос-Баньос, 2015-2017 гг.

Патологии	Преэклампсия		Нет Преэклампсия		ИТОГО	ИЛИ
родная мать или связанный	Нет	%	Нет	%	Нет	%
Бронхиальная астма.	6	3,28	5	2,73	11	6,01	0,34
Артериальная гипертензия.	14	7,65	2	1,09	16	8,74	2,28
Сахарный диабет.	8	4,37	5	2,73	13	7,10	1,75
Кардиопатии.	3	1,64	1	0,55	4	2,19	0,92
Нефропатии.	2	1,09	2	1,09	4	2,19	0,30
Другие.	4	2,19	5	2,73	9	4,92	0,36

Источник: $X2=6,36$ $p=0,2$ Среди материнских патологий ГТН наблюдалась у 8,74% пациенток, затем сахарный диабет у 7,1%, бронхиальная астма у 6,01% беременных, болезни сердца и почек у 2,19% соответственно; другие патологии наблюдались у 4,92%, включая аутоиммунные заболевания. При общей оценке наличия материнских патологий или сопутствующих патологий по отношению к возникновению преэклампсии было выявлено отсутствие статистически значимой связи с p=0,2, однако при проведении анализа было выявлено отсутствие статистически значимой связи с p=0.2. Бивариационный анализ каждой патологии показал, что беременные с АГТ в 2 раза чаще имеют преэклампсию с ОР=2,28, а беременные с сахарным диабетом почти в 2 раза чаще имеют преэклампсию с ОР=1,75, остальные патологии не показали значимых данных (табл. 4).

ТАБЛИЦА 5. Взаимосвязь между наличием преэклампсии и материнскими факторами риска у пациенток с патологической допплеровской флоуметрией маточных артерий. Больница Сан-Антонио-де-лос-Баньос, 2015-2017 гг.

ФАКТОРЫ	Преэклампсия		Нет Преэклампсия		ИТОГО		X2	OR
	Нет	%	Нет	%	Нет	%		
АНЕМИЯ	39	21,31	3	1,64	42	22,95	8,11	5,15
ТОБАКИЗМ	8	4,37	1	0,55	9	4,92	0,81	2,55

Источник: Медицинские карты и форма для сбора данных.

В настоящем исследовании 22,95 % пациенток страдали анемией, а 4,92 % были курильщицами. Бивариационный анализ показал, что существует статистически значимая связь между анемией и преэклампсией и что вероятность развития преэклампсии у пациенток с анемией в 5,15 раза выше, чем у пациенток без анемии. Что касается курения, то вероятность преэклампсии у курящих пациенток была в 2,55 раза выше, чем у некурящих (табл. 5).

ТАБЛИЦА 6. Взаимосвязь между наличием преэклампсии и оценкой питания на момент беременности у пациенток с результатами допплеровской флоуметрии патологических маточных артерий. Больница Сан-Антонио-де-лос-Баньос в 2015-2017 гг.

Оценка питательный для поглощение	Преэклампсия Нет	%	Преэклампсия	%	ИТОГО	%
Недовес	6	3,28	9	4,92	15	8,20
Достаточный вес	79	43,17	20	10,93	99	54,10
Лишний вес	32	17,49	10	5,46	42	22,95
Ожирение	23	12,57	4	2,19	27	14,75
ВСЕ	140	76,50	43	23,50	183	100

Источник: Медицинские карты и форма сбора данных $X^2=12,85$ $p=0,004$

Что касается оценки питания во время беременности, было отмечено, что большинство пациенток имели нормальный вес (54,1%), 22,95% пациенток имели избыточный вес, 14,75% пациенток страдали ожирением и только 8,2% имели недостаточный вес. Как видно, существует статистически значимая связь между оценкой питания во время беременности и возникновением преэклампсии во время беременности, согласно полученным значениям $X^2=12,85$ и $p=0,004$ (табл. 6).

ТАБЛИЦА 7. Взаимосвязь между наличием преэклампсии и прибавкой в весе у пациенток с результатами допплеровской флоуметрии патологических маточных артерий. Больница Сан-Антонио-де-лос-Баньос, 2015-2017 гг.

Увеличение веса	Преэклампсия Нет	%	Преэклампсия	%	ВСЕГО	%
Дефицит	9	4,92	10	5,46	19	10,38
Адекватный	60	32,79	14	7,65	74	40,44
Преувеличение	71	38,80	19	10,38	90	49,18
ВСЕГО	140	76,50	43	23,50	183	100

Источник: Медицинские карты и форма сбора данных $X^2=10,12$ $p=0,006$

В настоящем исследовании оценивалась прибавка веса во время беременности, и 49,18% пациенток имели завышенную прибавку веса, 40,44% пациенток - адекватную прибавку веса и 10,38% - недостаточную прибавку веса. В настоящем исследовании преувеличенная прибавка веса была связана с преэклампсией во время беременности, согласно полученным значениям $X^2=10,12$ и $p=0,006$ (табл. 7).

ТАБЛИЦА 8. Перинатальные осложнения у пациенток с результатами допплеровской флоуметрии патологических маточных артерий. Больница Сан-Антонио-де-лос-Баньос 2015-2017 гг.

Перинатальные осложнения	Нет	%
Неосложненная преэклампсия	123	67,21
Осложненная преэклампсия	17	9,29
Эклампсия	0	0
HELLP	0	0
Ретроплацентарная гематома	7	3,83
IUGR	42	22,95
Олигогидрамниос	33	18,03
Недоношенность	62	33,88

Источник: Медицинские карты и форма для сбора данных.

Что касается перинатальных осложнений, было отмечено, что наиболее часто (67,21%) встречалась неосложненная преэклампсия, недоношенность - 33,88%, ВУГР - 22,95%, олигогидрамниоз - 18,03%, а осложненная преэклампсия - 5,46% и ретроплацентарная гематома - 3,83% (Таблица 9) (Таблица 9).

ТАБЛИЦА 10. Взаимосвязь между наличием преэклампсии и перинатальными осложнениями у пациенток с результатами допплеровской флоуметрии патологических маточных артерий. Больница Сан-Антонио-де-лос-Баньос 2015-2017 гг.

Осложнения

Перинатальный	Нет	%	Нет	%	Нет	%		
Ретроплацентарная гематома	6	3,28	1	0,55	7	3,83	0,34	1,88
IUGR	39	21,31	3	1,64	42	22,95	8,11	5,15
Олигогидрамниос	26	14,21	7	3,83	33	18,03	0,12	1,17
Недоношенность	54	29,51	8	4,37	62	33,88	5,85	2,75

ПреэклампсияНет Преэклампсия ИТОГО X2OR

Источник: Медицинские карты и форма для сбора данных.

В таблице 10 представлен бивариационный анализ между наличием преэклампсии и перинатальными осложнениями у беременных женщин, показывающий, что в отношении ретроплацентарной гематомы вероятность преэклампсии составляет 1,88, а в случае олигогидрамниоза - 1,17. ВУГР и недоношенность имеют высокозначимую связь с преэклампсией с Х2, равным 8,11 и 5,85 соответственно, и на 5,15 и 2,75 больше вероятности, чем у тех пациенток, у которых преэклампсия не наблюдается.

АНАЛИЗ И ОБСУЖДЕНИЕ РЕЗУЛЬТАТОВ

Преэклампсия является проблемой общественного здравоохранения и одной из основных причин материнской смертности, особенно в развивающихся странах. В больнице Iván Portuondo мы обнаружили большое количество случаев патологической ПАВ и преэклампсии; однако этот диагноз может быть недооценен, поскольку во многих случаях не проводится адекватное исследование, например, при небольшом количестве сообщений о протеинурии в течение 24 часов, так что эти случаи могут быть классифицированы как гипертензивные расстройства беременности без преэклампсии. [81]

Хотя в литературе упоминаются факторы риска [82], было установлено, что существует связь с семейным анамнезом преэклампсии, возрастом матери до 20 лет или старше 35 лет, многоплодием, ожирением, предгестационным диабетом, гестационным диабетом, материнской анемией. [83]

Для обсуждения результатов настоящего исследования было решено рассмотреть работы, связанные с преэклампсией. Во многих исследованиях в качестве важного фактора риска рассматривается возраст матери, причем наибольшему риску подвергаются беременные в возрасте до 20 лет и старше 35 лет. [83]

Абрао отмечает, что это может быть связано с тем, что у пожилых женщин чаще встречаются хронические заболевания и износ сосудистой системы с последующим склерозом артерий миометрия, что влияет на кровоснабжение во время беременности и вызывает недостаточность кровообращения, которая в итоге приводит к маточно-плацентарной ишемии; Хотя у более молодых женщин наблюдается большая частота аномальных плацент, что подтверждает теорию о недостаточной плацентации, приводящей к возникновению преэклампсии, кроме того, маточная мышца у таких женщин оказывает большее сопротивление и происходит недостаточная адаптация сосудистого дерева к потребностям, предъявляемым гестацией. [84]

В исследовании, проведенном Фигуерасом, средний возраст пациенток составил 30 лет, минимальный возраст - 13,3 года, максимальный - 49,9 года. [85] Де Ла Круз в своем исследовании утверждает, что 10,1% пациенток с преэклампсией моложе 20 лет, 69,3% - от 21 до 34 лет и 20,64% - старше 35 лет; установлено, что возраст матери является фактором риска, связанным с преэклампсией, при этом вероятность развития преэклампсии у пациенток старше 35 лет выше, чем у пациенток старше 35 лет. 35 лет риск развития преэклампсии в 2,72 раза выше, чем у пациенток моложе 35 лет. [86]

Результаты данного исследования в отношении переменной возраста матери совпадают с результатами предыдущих исследований. Было установлено, что возраст матери >35 лет значительно связан с развитием преэклампсии, что совпадает с результатами исследования Fang et al.[87], где возраст >35 лет, а также с результатами исследований Benites et al.[88] и Heredia [89]. Что касается расовой принадлежности, то результаты совпадают с результатами исследования Figueras, где наиболее часто встречающейся этнической группой были европеоиды, составившие 94,1% выборки. [85] Минле в своем исследовании, сравнивая этническую принадлежность, утверждает, что кавказцы были наиболее часто встречающейся этнической принадлежностью. С другой стороны, несмотря на то, что многоплодие было описано как фактор риска развития преэклампсии, существует больше исследований, которые не считают его таковым, напротив, было обнаружено, что первородящие имеют большую связь с развитием преэклампсии, а также многорожавшие пациентки, у которых была первая беременность с другим партнером. По мнению этих авторов, во время первой беременности может наблюдаться недостаточный защитный иммунный ответ, то есть при первом контакте с отцовскими и фетальными антигенами, чужеродными для плаценты, инициируется аномальная иммунная реакция, которая способствует развитию преэклампсии. [91] В исследовании Сантистебана [92] количество многорожавших женщин было больше, чем нерожавших, но значимой связи с преэклампсией не наблюдалось. Среди результатов, полученных в данном исследовании, многоплодие было наиболее частым фактором (61,2%), и также наблюдалась значительная связь с развитием преэклампсии. Этот результат сильно отличается от большинства рассмотренных исследований. Не исключено, что некоторые из этих многорожавших женщин забеременели от нового партнера. В этом случае беременные женщины стали бы "примипарусами", поскольку у них начался бы новый иммунный ответ из-за воздействия новых отцовских антигенов. С другой стороны, у одной группы могут быть факторы риска, которые не присутствовали в предыдущих беременностях, что значительно повышает риск развития поздней преэклампсии. Kiondo et al[93] в своем исследовании отметили, что у женщин, которые были беременны 5 и более раз, риск развития преэклампсии был выше, чем у тех, кто был беременным 2-4 раза, а в акушерском анамнезе были случаи многоплодной беременности с 7-10 гестозами. Поэтому рекомендуется провести дальнейшие исследования с большим объемом выборки и, возможно, сформировать подгруппы в зависимости от количества беременностей, чтобы увидеть, повторятся ли результаты настоящего исследования или появятся новые данные.[85] В исследовании Фигуераса примерно половина беременных женщин были небеременными. [85] Де ла Круз обнаружил, что среди пациенток с преэклампсией 43,58% имели многоплодие, а среди тех, у кого не было преэклампсии, - многоплодие, и утверждает, что мы можем установить, что многоплодие является фактором риска, связанным с преэклампсией, где у пациенток с многоплодием риск развития преэклампсии в 3,33 раза выше, чем у пациенток, у которых нет многоплодия. [86]

В литературе встречаются данные о том, что преэклампсия чаще встречается у небеременных женщин, что подтверждается этиопатогенетической точкой зрения на эту патологию. [90]

В [94] рекомендациях NICE (National Institute for Clinical Excellence) в Великобритании, исходя из важности исходных характеристик женщин, разработано обследование всех беременных женщин в первом триместре беременности, чтобы разделить их на группы с высоким или низким риском развития преэклампсии. Таким образом, те, кто отнесен к группе высокого риска, будут продолжать более строгий контроль беременности. Среди факторов риска учитываются возраст матери, равный или превышающий 40 лет, отсутствие беременности, индекс массы тела, превышающий или равный 30, личный или семейный анамнез преэклампсии и наличие сосудистых заболеваний.

Пун[54] опубликовала исследование по оценке материнских факторов риска и их связи с преэклампсией, добавив к характеристикам, указанным в рекомендациях NICE, расу, курение, способ зачатия, текущий прием лекарств и недоношенность при предыдущих беременностях. В группе пациенток, у которых развилась преэклампсия, она обнаружила более высокую распространенность черной расы, женщин с хронической ХТ, преэклампсией в предыдущие беременности, более высокий ИМТ и большее количество беременностей, достигнутых с помощью вспомогательных репродуктивных технологий. Примерно 90 % от общей популяции не имели в личном анамнезе никаких заболеваний (хроническая гипертония, сахарный диабет, аутоиммунные заболевания и т. д.) - результаты, которые согласуются с данными Фигуераса. [85]

Как и в других проанализированных исследованиях, наиболее часто встречающейся хронической патологией была хроническая гипертензия с общей распространенностью 8,4%. Как уже отмечалось ранее, гипертоническая болезнь до беременности ассоциируется с большей распространенностью аномалий АГТ и, следовательно, с повышенным риском развития преэклампсии и РМС, поэтому наши результаты согласуются с данными, опубликованными в литературе. [90]

Что касается сахарного диабета, то его распространенность в настоящем исследовании была выше, чем в исследовании Минле, и составляла 1,0. Сахарный диабет также включен в число патологий, которые предполагают повышенный риск осложнений во время беременности, таких как преэклампсия [90], вероятно, из-за связанной с ней васкулопатии. Де ла Круз утверждает, что среди пациенток с преэклампсией 5,05% имеют прегестационный диабет. [86]

Что касается курения, то результаты настоящего исследования не соответствуют результатам исследования Конде, в котором он выявил распространенность курильщиц с патологической допплерографией в 21,5%. [33]

Альбуркерке[95] также обнаружил более высокую долю сопротивления кровотоку в маточных артериях у курящих женщин. Гутьеррес утверждает, что 3,21% пациенток с преэклампсией курят, и эта цифра близко соответствует данным настоящего исследования, хотя в этом исследовании говорится об отсутствии связи между курением и развитием преэклампсии и утверждается, что курение не является фактором риска, связанным с преэклампсией. [86]

Еще одним изучаемым фактором является материнская анемия, которая не была включена во многие из рассмотренных исследований, однако о ней также сообщалось как о вероятном факторе риска, связанном с преэклампсией. В настоящем исследовании примерно 23% беременных женщин страдали анемией. В литературе указывается, что существует связь между материнской анемией и развитием преэклампсии, при этом у пациенток с анемией риск развития преэклампсии в 3,48 раза выше, чем у пациенток без анемии. [86] Аналогичные результаты были получены в исследовании Селиза.[96]. Morgan-Ortiz et al[97] в своем исследовании отметили, что частота анемии в группе пациенток с преэклампсией составила 14,28 %. С другой стороны, Ali et al[98] отметили, что распространенность преэклампсии и эклампсии была значительно выше у женщин с тяжелой анемией. Материнская анемия по-прежнему считается проблемой общественного здравоохранения, особенно в бедных и развивающихся странах, таких как наша. Хотя физиологическая анемия возникает во время беременности в результате гемодилюции и дисбаланса железа[99], механизм, по которому анемия является фактором риска развития преэклампсии, остается неясным. Предполагается, что предрасположенность женщин с анемией к преэклампсии обусловлена дефицитом микроэлементов и антиоксидантов. Исследования показывают, что снижение уровня кальция, магния и цинка в сыворотке крови во время беременности может способствовать развитию преэклампсии [98]. В свою очередь, Иглесиас и др.[100] отмечают нечто подобное: для них преэклампсия является результатом хронического дефицита питательных веществ, который может способствовать аномальной инвазии трофобласта в эндометрий, повреждению эндотелия сосудов и аномальному иммунному ответу. В исследовании, проведенном Фигуерасом, средний ИМТ всей выборки составил 25,3. [85] Аналогичные результаты были получены Минле: средний ИМТ составил 25. Это согласуется с литературными данными, поскольку мы обнаружили более высокий ИМТ в группе, наиболее склонной к развитию преэклампсии и РМС[90]. Ожирение ассоциируется с повышенным риском развития неблагоприятных исходов, настолько, что в объединенных исследованиях, в которых материнские факторы учитываются при расчете риска развития преэклампсии, эти данные являются частью анамнеза. С другой стороны, Anderson[101] в недавнем проспективном когортном исследовании не обнаружил связи между ИМТ и повышенной вероятностью развития преэклампсии. De la Cruz отметил, что 34,40 % пациенток с преэклампсией страдают ожирением и что существует связь между ожирением и развитием преэклампсии, поэтому можно утверждать, что ожирение является фактором риска развития преэклампсии, причем у пациенток с ожирением риск развития преэклампсии в 2,48 раза выше, чем у пациенток без ожирения. [86]

В нескольких исследованиях была обнаружена значительная связь между избыточным весом и ожирением и развитием преэклампсии. Появилось несколько теорий, пытающихся объяснить эту связь: Benites-Cóndor et al.[88] упоминают, что у женщин с ожирением имеются сопутствующие сосудистые заболевания, которые приводят к повышению артериального давления во время беременности и увеличению маркеров воспаления, таких как С-реактивный белок, которые связаны с атеросклеротическими событиями, что в конечном итоге приводит к возникновению преэклампсии. Valdés и Hernández [102], в свою очередь, отмечают, что беременные женщины с ожирением имеют факторы риска, тесно связанные с их образом жизни, которые приводят к сердечно-сосудистым заболеваниям, тромбоэмболическим заболеваниям и хроническим неинфекционным заболеваниям. Другие авторы считают, что связь между ожирением и гипертонией обусловлена повышением уровня лептина. Этот белок, вырабатываемый в основном адипоцитами, может оказывать регулирующее действие на сосудистый тонус и, следовательно, на артериальное давление [102]. Важно отметить, что лептин также вырабатывается плацентой, поэтому он может способствовать увеличению его циркулирующей концентрации во время беременности[103]. В то время как Киондо и др.[93] отмечают, что это может быть связано с гиперлипидемией с избытком липопротеинов низкой плотности (ЛПНП), которые предрасполагают женщин к окислительному стрессу и дисфункции эндотелиальных клеток. Наконец, по мнению некоторых авторов[87], повышенный риск прямо пропорционален ИМТ. В настоящее время считается, что рост ожирения во всем мире увеличивает частоту преэклампсии. [101]

В исследовании Моралеса ожирение было вторым по частоте фактором (34,40%), и было обнаружено, что оно имеет значительную связь с развитием преэклампсии [81], а Escobedo J[103] получил аналогичные результаты. Anderson et al[101] в своем исследовании сообщили, что ожирение является фактором риска. Напротив, Santisteban L[92] в своем исследовании 2015 года отметил отсутствие значимой связи между избыточным весом и ожирением с развитием преэклампсии (ОР=1,8), но наличие такой связи с тяжелой преэклампсией. В исследовании, проведенном с целью выявления преэклампсии с помощью допплеровского исследования маточных артерий, распространенность преэклампсии в общей популяции исследования составила 2,7 %. В группе, которая не проходила исследование (группа без допплера), распространенность составила 2,6 %. Если рассматривать только тех женщин, которые прошли тестирование (группа с допплерометрией), то распространенность составила 2,9 %. Таким образом, частота преэклампсии была одинаковой в обеих группах, несмотря на то, что в группе с допплерометрией наблюдалось больше факторов риска развития этой патологии. [85]

Если проанализировать только женщин в группе с допплерометрией, то у женщин с измененным УАД преэклампсия встречалась чаще (9,2%), чем в группе с нормальной допплерометрией (2,1%), и эта разница была статистически значимой. Этого следовало ожидать, поскольку, помимо того, что патологическая УАД считается фактором риска развития преэклампсии, в этой группе было больше факторов риска развития данной патологии, о чем говорилось выше. Опубликованные в литературе данные о частоте преэклампсии сходны с данными, полученными в данном исследовании. Так, Гупта[104] и Котов[105] сообщают о распространенности этой формы заболевания.Li[106] также обнаружил связь между измененным уровнем tUAD и повышенным риском развития преэклампсии; однако он не нашел такой связи с другими формами гипертензивных состояний при беременности. Он отметил, что чем выше число ударов маточной артерии в минуту, тем хуже неблагоприятные материнские и перинатальные исходы, даже после тщательного мониторинга пациенток с патологическим ВУАД, определяемым как высокий риск.Ю[71] в многоцентровом исследовании, проведенном в больницах Великобритании, опубликовал данные о распространенности преэклампсии в 2,0% для неизбирательной популяции из 32 157 беременных женщин. Распространенность ранней преэклампсии, по данным Yu[71], составила 0,5%. Кенни[107], который ограничил исследование популяцией небеременных женщин, получил аналогичную цифру для преэклампсии. North[108], в многоцентровом исследовании с участием больниц в разных странах и регионах мира, в котором приняли участие 3529 беременных женщин с нуллипаровым телом, выявил общую распространенность преэклампсии в 5,3 %. В исследовании Kenny[107], также проведенном среди женщин с нуллипаровым течением беременности, общая распространенность преэклампсии составила 4,9%. Эти цифры ниже, чем в настоящем исследовании, вероятно, потому, что они были ограничены популяцией женщин с нуллипаровым телом, что в принципе не считается фактором риска развития преэклампсии.Для прогнозирования преэклампсии Ю[71] получил площадь под кривой 0,922. В случае ранней преэклампсии, которая считается более тяжелой, прогностическая способность теста не могла быть увеличена путем сочетания его с другими материнскими факторами риска. С другой стороны, прогностическая способность tUED для преэклампсии в целом увеличилась, если площадь под кривой при скрининге сочеталась с факторами материнского риска (площадь под кривой 0,798) по сравнению с использованием только tUED (площадь под кривой 0,729) или только факторов материнского риска (0,712). Кноссен75 провел систематический обзор и мета-анализ tUED для прогнозирования преэклампсии, который включал 74 исследования с общим числом почти 80 000 женщин, в которых оценивались различные точки отсечения ударов в минуту, при которых тест считается патологическим, а также различные популяции в зависимости от предрасполагающих факторов риска. Он пришел к выводу, что tUED в большей степени предсказывает преэклампсию при проведении во втором триместре по сравнению с первым триместром. В популяциях с низким риском прогностическая способность в отношении преэклампсии в целом увеличивалась, если учитывалось повышение частоты ударов в минуту в сочетании с двусторонним надрезом, достигая чувствительности 23 %, специфичности 99 %, PPV 75 % и NPV 59 %. При анализе прогностической способности теста в отношении тяжелой или ранней преэклампсии чувствительность теста повышалась даже при раздельном использовании минутного ритма или билатеральной насечки. При использовании теста с частотой ударов в минуту были получены следующие результаты: чувствительность 78 % и специфичность 95 %, а при оценке двустороннего надреза чувствительность составила 65 % при специфичности 95 %. В группах высокого риска в исследовании с участием 1228 пациенток наиболее прогностичным для преэклампсии в целом оказалось сочетание индекса резистентности и двусторонней идентификации надрезов с чувствительностью 57% и специфичностью 86%. При использовании показателя частоты ударов в минуту, при объеме выборки 547 пациентов, была получена чувствительность 39 % и специфичность 78 %. Для ранней преэклампсии чувствительность 80 % и специфичность 78 % были получены при использовании индексов сопротивления, но не было включено ни одного исследования, в котором бы оценивалась прогностическая способность частоты ударов в минуту во втором триместре для ранней преэклампсии. Kleinrouweler109 в мета-анализе также заявил, что tUED способен предсказать, какая женщина подвержена риску развития преэклампсии. С другой стороны, Myatt74 в своей оценке полезности исследования tUED для прогнозирования преэклампсии в популяции нерожавших женщин с низким риском, делает вывод, что оно полезно для выявления беременных, у которых может развиться ранняя преэклампсия, связанная с тяжелой аномальной плацентацией, и не для поздней преэклампсии.Stampalija73 провела обзор двух рандомизированных клинических исследований, сравнивающих перинатальные и материнские исходы в популяции из 4993 беременных женщин с низким риском развития гипертонической болезни. В одной группе во втором триместре беременности проводилось УЗДГ, а при наличии патологии продолжалось профилактическое лечение аспирином в низких дозах. Другая группа не подвергалась ВУАД. Авторы пришли к выводу, что в популяции с априорно низким риском скрининг на преэклампсию с помощью УЗДГ во втором триместре не улучшает ни один из анализируемых перинатальных или материнских исходов, даже при добавлении аспирина в качестве профилактики. Недавно Kienast110 опубликовал данные о том, как сочетание биохимических маркеров, факторов риска пациентки и исследования DAUt во втором и третьем триместрах позволило повысить прогностическую способность в отношении преэклампсии и ВПР по сравнению с использованием каждого из этих тестов в отдельности. Комбинированное исследование для прогнозирования преэклампсии увеличило площадь под ROC-кривой, то есть прогностическую способность теста. Так, площадь под кривой для преэклампсии составила 0,89, а для ROC - 0,77.Conde-Agudelo111 в систематическом обзоре отобрал 87 исследований, подходящих для оценки тестов для ранней диагностики преэклампсии, включая в общей сложности 211 369 пациенток. Из них в 42 исследованиях изучалась диагностическая ценность теста tUAU. В других рассматривались другие методы, такие как АД и биохимические маркеры. Как и ожидалось, ценность теста была ниже в популяции с низким риском, чем в популяции с высоким риском развития преэклампсии. Тем не менее, тест, показавший наибольшую диагностическую силу в популяции низкого риска, был tUED. У беременных с высоким риском преэклампсии РР до проведения теста составил 14,4 (95% ДИ, 13,2- 15,6) и увеличился до 32 (95% ДИ, 21,2-44,7). Тест tUED был наиболее перспективным в будущем благодаря своей диагностической ценности и низкой инвазивности. Однако следует учитывать, что в этот обзор вошли очень старые исследования, в которых методика оценки формы волны скорости потока в маточных артериях отличалась от современной. Хотя различные мета-анализы112, 113 подтверждают прогностическую способность tUAUV в отношении преэклампсии, другие авторы, такие как Yu 71, Myatt74 и Stampalija73, все же не рекомендуют этот тест для всей популяции. Так, они сообщают, что в настоящее время, выявляя популяцию, подверженную риску заболевания, для которого еще не утверждено ни одно профилактическое или терапевтическое средство (кроме прерывания беременности), проведение tUAD вряд ли улучшит материнские и перинатальные исходы. Кроме того, это приводит к увеличению расходов на здравоохранение, а также к повышению тревожности матери. Stampalija73 в своем Кокрановском обзоре рекомендует проведение ВУАД в избранной популяции беременных женщин с высоким риском развития преэклампсии. В неизбирательной популяции он приходит к выводу, что она не приносит никакой пользы ни матери, ни плоду. В аналогичных исследованиях были получены высокие значения NPV для аномалий допплеровской флоуметрии маточных артерий в прогнозировании неблагоприятных перинатальных исходов. Это позволило авторам сделать вывод, что у многорожавших женщин с нормальным допплерометрическим исследованием риск развития преэклампсии и ВУГР аналогичен таковому у нерожавших женщин без факторов риска.[114]

Чувствительность допплеровской флоуметрии для прогнозирования преэклампсии и ВУГР, о которой сообщают некоторые авторы в последних публикациях, не очень высока.[115] В этих исследованиях сообщается о чувствительности от 50 до 60 %, что привело к изучению целесообразности сочетания допплеровской флоуметрии с гуморальными маркерами для улучшения прогнозирования этого осложнения.[116]

В литературе также широко описана связь между патологическим HUED и ВУГР. O.Gómez[117] не обнаружил столь значительной связи между изменением uDUAC в 20-22 недели и началом ВУГР, рассматривая его как промежуточный фактор риска развития ВУГР. При сравнении результатов необходимо проанализировать, по каким критериям определялся ВУГР. O.Gómez[117] использовал вес при рождении ниже 5-го процентиля, чтобы считать это НВПР; он также использовал кривую роста Santamaría[118], установленную для испанской популяции,[119] которая отличается от той, что использовалась в нашем исследовании. Результаты данного исследования подтверждают потенциал допплерографии маточных артерий в прогнозировании риска развития маточно-плацентарных осложнений у беременных женщин. Отсутствие допплерографических нарушений у этих пациенток позволяет прогнозировать низкую вероятность возникновения преэклампсии и ВУГР. С другой стороны, беременные с АГТ и аномальной допплерографией маточных артерий представляют собой группу женщин с повышенным риском развития осложнений. Эти женщины представляют собой идеальную группу для исследований по оценке эффективности усиленного дородового наблюдения или профилактического лечения.[120]

ВЫВОДЫ

• Преобладали женщины в возрасте 25-29 лет, белые и многорожавшие.

• Среди материнских патологий наблюдались ХТН и сахарный диабет, которые ассоциировались с преэклампсией.

• Преобладали пациенты с нормальным весом и чрезмерной прибавкой в весе, а также больные анемией и курильщики.

• Наиболее частыми осложнениями были ВУГР и недоношенность.

ССЫЛКИ

1. Санс Эрнандес Х. Гипертония, вызванная беременностью: PE-E [работа для магистратуры по специальности "Комплексный уход за женщинами"]. 2008. Госпиталь "Тамара Бунке Бидер", Сантьяго-де-Куба, Куба.
2. Феррис, ТФ. Гипертония и преэклампсия. Медицинские осложнения во время беременности. Буэнос-Айрес: Editorial Panamericana; 2010.
3. Пинедо А., Ордерик Л. Материнские и перинатальные осложнения преэклампсии и эклампсии. Акушерство и гинекология. 2001
4. Уланович М., Парра К. Е., Розас Г., Тисиана Л. Гестационная гипертензия. Общие соображения, влияние на мать и продукт зачатия. Revista de Posgrado de la VIa Cátedra de Medicina - N° 152 - декабрь 2005.
5. Гомес Coca Э. Гипертонические расстройства во время беременности. Rev Cubana Obstet Gynecol 2000.
6. Американская коллегия акушеров и гинекологов, Целевая группа по гипертонии при беременности. Гипертензия при беременности. Отчет Американской коллегии акушеров и гинекологов.Obstet Gynecol. 2013 Nov; 122(5):1122-31.
7. Кайза С. Осложнения со стороны матери и плода, связанные с преэклампсией, у пациенток, наблюдавшихся в больнице José María Vlazco Ibarra-Tena в период с января 2009 по январь 2010 года. Диссертация на соискание ученой степени. Высшая политическая школа Чимборасо, Риобамба, Эквадор, 2010.
8. Vázquez-Flores AD, Domínguez Borgua A, Queza-Burgos C, Cortés- Contreras DK, Martin JF. Эклампсия и полный HELLP-синдром: крайний случай акушерского осложнения. Med Int Mex 2013.
9. Campbell s, Pearce jm, Hackett g, cohen - overbeek t, Hernandez c. качественная оценка маточно-плацентарного кровотока :ранний скрининговый тест для беременностей высокого риска .obstet gynecol . 2016;68(5):649-53
10. Cortés-yepes h. Допплерография маточных артерий в первом триместре беременности для выявления гипертензивных расстройств, связанных с беременностью: когортное исследование Богота (Колумбия) 2007-2008 гг. Rev Col Obst Gin. 2014;60(4):328-33
11. Papageorghiou A, Yu C, Erasmus I, Cuckle H, Nicolaides K. Оценка риска развития преэклампсии по характеристикам матери и допплерографии маточных артерий. Am J of Obstet and Gynaecol 2010.
12. Папагеоргиу А., Лесли К. Допплерография маточных артерий в прогнозировании неблагоприятного исхода беременности. Современное мнение в акушерстве и гинекологии 2011.
13. Николаидес К., Биндра Р., Туран М., Шефец И., Саммар М., Мейри Х., Таль Дж. и Кукл. Новый подход к скринингу первого триместра на раннюю преэклампсию, сочетающий сывороточный PP-13 и допплеровское

ультразвуковое исследование. Ultrasound Obstet Gynecol 2010.
14. Куклина Е.В. Гипертонические расстройства и тяжелая акушерская заболеваемость в США. Obstet Gynecol. (январь 2013) 113(6):1299-306.
15. Cnossen JS. Точность определения мочевой кислоты в сыворотке крови для прогнозирования преэклампсии: систематический обзор. Acta Obstet Gynecol Scand. (2016) 85(5):519-25.
16. Poon LC. Прогнозирование гипертензивных расстройств при беременности в первом триместре.Гипертензия. (May 2009). 53(5):812-8.
17. Chaiworapongsa T. Концентрация ангиогенных/антиангиогенных факторов в материнской плазме в третьем триместре беременности для выявления пациенток с риском мертворождения в срок или около срока и тяжелой поздней преэклампсией. Am J ObstetGynecol (апрель 2013).
18. Plana MN. Допплерография маточных артерий в первом триместре и неблагоприятный исход беременности: метаанализ с участием 55 974 женщин. Ultrasound Obstet Gynecol. (May 2014) 43(5):500-7.
19. Майер С, Джозеф КС. Рост плода: обзор терминов, концепций и вопросов, имеющих отношение к акушерству. Ultrasound Obstet Gynecol (февраль 2013) 41(2):136-45.
20. Всемирная организация здравоохранения. 2015. Пусть каждая мать и ребенок будут на счету. Всемирный доклад по здравоохранению, 2015. Женева, Швейцария: Всемирная организация здравоохранения.
21. Abalos E, Cuesta C, Grosso AL, et al. Глобальные и региональные оценки преэклампсии и эклампсии: систематический обзор. Eur J Obstet Gynecol 2013;nm170:1.
22. Say L, Chou D, Gemmill A, Tuncalp Ö, Moller AB, Daniels J, Gülmezoglu AM, Temmerman M, Alkerma L. Global causes of maternal death: a WHO systematic analysis. Lancet Glob Health. 2014 Jun;2(6):e323-33. doi: 10.1016/S2214109X(14)70227-X. Epub 2014 May 5.
23. Cararach V, Bellart J, Comino R, Gratacós E, Iglesias M, Perales A, Reque JA. Гипертензивные состояния при беременности. Консенсусные документы Испанского общества гинекологии и акушерства. 2016.
24. Сибай Б.М. Классификация, диагностика и лечение гипертензивных расстройств при беременности: Пересмотренное заявление ISSHP. Pregnancy Hypertension: An International Journal of Women`s Cardiovascular Health.2014 http://dx.doi.org/10.1016/j.preghy.2014.02.001.
25. Magee LA, Pels A, Helewa M, Rey E, von Dadelszen P; Hypertension Guideline Committee; Strategic Training Initiative in Research in the Reproductive Health Sciences (STIRRHS) Scholars. Диагностика, оценка и лечение гипертензивных расстройств беременности. J Obstet Gynaecol Can. 2014;36(5):416438.
26. Männistö T, Mendola P, Vääräsmäki M, et al. Повышенное артериальное давление во время беременности и последующий риск хронических заболеваний. Circulation 2013; 127:681.
27. Buchbinder A, Sibai BM, Caritis S, et al. Неблагоприятные перинатальные

исходы значительно выше при тяжелой гестационной гипертензии, чем при легкой преэклампсии. Am J Obstet Gynecol 2013; 186:66.

28. Протоколы акушерской помощи. Гипертензивные расстройства при беременности. Испанское общество акушерства и гинекологии (SEG0). 2016. Available at: http://www.sego.es. (Последнее обращение: 2 июля 2074 г.).

29. Рекомендации ВОЗ по профилактике и лечению преэклампсии и эклампсии. Женева, Всемирная организация здравоохранения, 2015. Доступно по адресу: http://www.who.int/reproductivehealth/publications/maternal_perinatal_healt h/97 89241548335/en/index.html. (Accessed 2 July 2017).

30. Homer CS, Brown MA, Mangos G, Davis GK. Непротеинурическая преэклампсия: новый показатель риска у женщин с гестационной гипертензией. J Hypertens 2013;26: 295-302.

31. Верлорен С. Ангиогенные факторы для диагностики и прогноза преэклампсии. Обновленная информация о прогнозировании и диагностике преэклампсии. Монографический выпуск по преэклампсии. Январь 2015;17-21.

32. Wang JX, Knottnerus AM, Schuit G, Norman RJ, Chan A, Dekker GA. Сперма, полученная хирургическим путем, и риск развития гестационной гипертензии и преэклампсии. Lancet. 2002;359:673-674.

33. Конде-Агуделло А, Алтабе Ф, Белизан ЖМ, Кафури-Гоэта АС. Курение сигарет во время беременности и риск развития преэклампсии: систематический обзор. Am J Obstet Gynecol. 2015;181:1026-1035.

34. Mosca L, Benjamin EJ, Berra K, Bezanson JL, Dolor RJ, Lloyd-Jones DM, et al. Основанные на эффективности рекомендации по профилактике сердечно-сосудистых заболеваний у женщин - обновление 2015 года: руководство Американской ассоциации сердца. American Heart Association (опубликованное исправление появилось в J Am Coll Cardiol 2014;59:1663). J Am Coll Cardiol 2011;57:1404-23.

35. Сибай Б.М. Диагностика, профилактика и лечение эклампсии. Серия клинических экспертов. ACOG. Том 105, № 2, февраль 2015 г.

36. Стоун Дж. Х. HELLP-синдром: гемолиз, повышение печеночных ферментов и низкий уровень тромбоцитов. JAMA 2014; 280:559.

37. Сибай Б.М. Синдром HELLP (гемолиз, повышение уровня печеночных ферментов и низкий уровень тромбоцитов): много шума из ничего? Am J Obstet Gynecol 1990; 162:311.

38. Сибай Б.М. Хроническая гипертензия при беременности. Акушерство и гинекология 2013;100:369-77.

39. Sibai BM, Lindheimer M, Hauth J, Caritis S, VanDorsten P, Klebanoff M, et al. Факторы риска преэклампсии, abruptio placentae и неблагоприятных неонатальных исходов среди женщин с хронической гипертецией. Национальный институт здоровья и развития человека Сеть отделений медицины материнства и плода. N Engl J Med 1998;339:667-71.

40. Rey E, Couturier A. Прогноз беременности у женщин с хронической

гипертензией. Am J Obstet Gynecol 2014;171:410-6.
41. Рана С, Каруманчи СА, Линдхаймер МД. Ангиогенные факторы в диагностике, лечении и исследованиях при преэклампсии. Hypertension. 2014 Feb; 63(2):198-202.
42. LaMarca BD, Gilbert J, Granger JP. Последние успехи в понимании патофизиологии гипертензии при преэклампсии. Hypertension 2013;51:982-8.
43. Powe CE, Levine RJ, Karumanchi SA. Преэклампсия - заболевание материнского эндотелия. Роль антиангиогенных факторов и последствия для последующих сердечно-сосудистых заболеваний. Circulation. 2015;123:2856-2869.
44. Акушерство по Уильямсу, 24-е издание. 2014.
45. Эрраис Мартинес МА, Мартелл-Кларос, N, Барта Расеро JL. Ранняя и поздняя преэклампсия: концепция, физиопатология и эпидемиология в наших условиях. Монографический выпуск о преэклампсии. Январь 2015; 4-10.
46. Redman CW, Sangent IL, Staff AC. Лекция IFPA Senior Award Lecture: making sense of pre-eclampsia - two placental causes of pre-eclampsia? Placenta 2014;35 Suppl:S20-5.
47. Эспиноза Х. Маточно-плацентарная ишемия при ранней и поздней преэклампсии: роль плода? Ultrasound Obstet Gynecol 2014;40:373-82.
48. Сибай Б., Деккер Г., Куперминц М. Преэклампсия. Lancet. 2015;365:785-99.
49. Ness RB, Sibai BM. Общие и несопоставимые компоненты патофизиологии ограничения роста плода и преэклампсии. Am J Obstet Gynecol. 2016;195:40-9.
50. Herraiz I, Dröge LA, Gómez-Montes E, Henrich W, Galindo A, Verlohren S. Characterization of the soluble fms-like tyrosine kinase-1 to placental growth. factor ratio in pregnancies complicated by fetal growth restriction. Obstet Gynecol 2014. Doi:10.1097 (в печати).
51. Dekker GA, Makvits JW, Wallenburg HCCCS. Прогнозирование гипертензивных расстройств, вызванных беременностью, по чувствительности к ангиотензину II и прессорному тесту в положении лежа - Br J Obstet Gynecol 1990; 97:817-821.
52. Millar JGB, Campbell SK, Albano JDM, et al. Раннее прогнозирование преэклампсии путем измерения калликреина и креатинина в случайном образце мочи. Br J Obstet Gynecol 2016; 103:421-426.
53. Национальный сотрудничающий центр по охране здоровья женщин и детей. 2014.Antenatal Care: Рутинный уход за здоровой беременной женщиной. Клиническое руководство. По заказу Национального института клинического совершенства. Лондон, Великобритания: RCOG Press: 218-227.
54. Poon LCY, Kametas NA, Chelemen T, Leal A, Nicolaides KH. Материнские факторы риска гипертензивных расстройств при беременности: многомерный подход. Journal of Human Hypertension (2013) 24, 104-110.
55. Райт Д., Аколекар Р., Сингелаки А., Пун Л. К., Николаидес К. Х. Модель конкурирующих рисков при раннем скрининге на преэклампсию. Fetal Diagn Ther

2014; DOI: 10.1159/000338470.
56. Роберж С., Николаидес К. Х., Демерс С., Вилла П., Бужольд Э. Профилактика перинатальной смерти и неблагоприятных перинатальных исходов с помощью низкодозированной аспириновой терапии: мета-анализ. Ultrasound Obstet Gynecol 2013;41:491-9.
57. Plasencia W, Nicolaides KH. Профилактика преэклампсии: полезность и эффективность прогностических моделей в первом триместре беременности. Монографический выпуск по преэклампсии. Update on Preeclampsia prediction and diagnosis. January 2015;11-16.
58. Steegers EA, von Dadelszen P, Duvekot JJ, Pijnenborg R. Pre-eclampsia. Lacet 2015;376:631-44.
59. Redman CW, Sargent IL. Последние достижения в понимании преэклампсии. Science 2015;308:1592-4.
60. Верлохрен С, Галиндо А. Шлембах Д. и др. Автоматизированный метод определения соотношения sFlt-1/PlGF при оценке преэклампсии. Am J Obstet Gynecol 2013;202:161 e1-e11.
61. Verlohren S, Herraiz I, Lapaire O, et al. Соотношение sFlt-1/PlGF при различных типах гипертензивных нарушений беременности и его прогностический потенциал у пациенток с преэклампсией. Am J Obstet Gynecol 2013;206:58 e1-8.
62. Rana S, Hacker MR, Modest AM, et al. Циркулирующие ангиогенные факторы и риск неблагоприятных материнских и перинатальных исходов при беременности двойней с подозрением на преэклампсию. Hypertension 2013;Aug;60:451-8.
63. Thadhani R, Kisner T, Hagmann H, et al. Пилотное исследование экстракорпорального удаления растворимой fms-подобной тирозинкиназы 1 при преэклампсии. Circulation 2013;124:940-50.
64. Аколекар Р., Сингелаки А., Саркис Р., Званка М., Николаидес К. Х. Прогнозирование ранней, промежуточной и поздней преэклампсии на основании материнских факторов, биофизических и биохимических маркеров в 11-13 недель. Prenat Diagn 2014;31:66-74.
65. Stepan H, Herraiz I, Sclembach D, Verlohren S, et al. Применение соотношения sFlt1/PlGF для прогнозирования и диагностики преэклампсии при одноплодной беременности: последствия для клинической практики. Ultrasound Obstet Gynecol 2015; 45: 241-246.
66. Schnettler W, Dukhovny D, Wenger J, Salahuddin S, Ralston S, Rana S. Cost and resource implications with serum angiogienic factor estimation in the triage of pre-eclampsia. BJOG 2013;120:1224-32.
67. Gómez O, Figueras F, Fernández S et al. Референсные диапазоны для среднего индекса пульсативности маточных артерий на 11-41 неделе беременности. Ultrasound Obstet Gynecol 2008;32:128-32.
68. Herraiz I, Escribano D, Gómez-Arriaga PI, et al. Прогностическая ценность последовательных моделей допплерографии маточных артерий у беременных

с высоким риском развития преэклампсии. Ultrasound Obstet Gynecol 40(1):68, 2014.
69. Американский колледж акушеров и гинекологов. Ограничение роста плода. Практический бюллетень. No. 134, May 2013a
70. Papageorghiou AT, Yu CK, Nicolaides KH. Роль допплерографии маточных артерий в прогнозировании неблагоприятного исхода беременности. Best Pract Res Clin Obstet Gynaecol. 2014 Jun;18(3):383-96.
71. Yu CK, Smith GC, Papageorghiou AT, et al. Интегрированная модель для прогнозирования преэклампсии с использованием материнских факторов и допплеровской велосиметрии маточных артерий у невыбранных женщин низкого риска. Am J Obetet Gynecol 2015; 193:429.
72. Papageorghiou AT, Yu CK, Bindra R, Pandis G, Nicolaides KH. Многоцентровое обследование на преэклампсию и ограничение роста плода с помощью трансвагинальной допплерографии маточных артерий на 23 неделе беременности. Группа Фонда второго триместра. Ultrasound Obstet Gynecol. 2013 Nov;18(5):441-9.
73. Стампалия Т., Гите Г., Альфиревич З. Ультразвуковая допплерография маточно-плацентарной области для улучшения исхода беременности. Cochrane Database Syst Rev 2013;(9): Выпуск 9. CD008363.
74. Myatt L, Clifton RG, Roberts JM, et al. Полезность допплеровской велосиметрии маточных артерий в прогнозировании преэклампсии в популяции с низким риском. Obstet Gynecol. 2013;120 (4):815.
75. Cnossen JS, Morris RK, Riet G, et al. Использование допплерографии маточных артерий для прогнозирования преэклампсии и внутриутробного ограничения роста: систематический обзор и бивариабельный мета-анализ. CMAJ 2008;178(6):701- 11.
76. Боуэр С., Шухтер К., Кэмпбелл С. Допплеровское ультразвуковое обследование в рамках рутинного дородового сканирования: прогноз преэклампсии и внутриутробной задержки роста. Br J Obstet Gynaecol. 2013 Nov;100(11):989-94.
77. Albaiges G, Missfelder-Lobos H, Lees C, Parra M, Nicolaides KH. Одноэтапный скрининг на осложнения беременности с помощью цветной допплерографии маточных артерий на сроке 23 недели беременности. Obstet Gynecol 2015;96:559- 64.
78. Velauthar L, Kalidindi M, et al. Допплерография маточных артерий в первом триместре и неблагоприятный исход беременности: метаанализ с участием 55 974 женщин. Ultrasound Obstet Gynecol. 2014;43(5):500.
79.Parra M, Rodrigo R, Barja P, Bosco C, et al. Скрининговый тест на преэклампсию с помощью оценки маточно-плацентарного кровотока и биохимических маркеров оксидативного стресса и эндотелиальной дисфункции. Am J Obstet Gynecol. 2015 Oct;193(4):1486-91.
80.Брунелли В.Б., Префумо Ф. Качество моделей прогнозирования риска

преэклампсии в первом триместре беременности: систематический обзор. BJOG. 2015 Jun; 122(7):904-14. Epub 2015 Mar 11.

81. Моралес К. Факторы риска, связанные с преэклампсией, в Национальном госпитале Даниэля Альсидеса Карриона. Кальяо. Апрель - июнь 2013 г. Rev Peru Epidemiol, 2014; 15(2): 97-101. 77

82. Будхрам С. Проспективное исследование, оценивающее связь специфических факторов риска с развитием преэклампсии. [Магистерская диссертация]. Южная Африка: Университет Стелленбош; 2015.

83. Лакунза Р., Пачеко Х. Преэклампсия с ранним и поздним началом: старая болезнь, новые идеи. Rev Peru Ginecol Obstet, 2014; 60(4): 351-358.

84. Абрао К., Гонсалвес К., Родригес М., Ройзенберг И. Факторы риска гипертензионных расстройств при беременности в Южной Бразилии. Rev Assoc Med Bras, 2015; 57(6): 692-696.

85. Figueras T, García JA. Скрининг преэклампсии с помощью допплеровского исследования маточных артерий. Докторская диссертация. Лас-Пальмас-де-Гран-Канария, октябрь 2015 г.

86. Де ла Круз Х., Бургос Хорхе. Факторы риска, связанные с преэклампсией, в службе акушерства и гинекологии национального госпиталя Daniel A. CARRIÓN. Каррион январь 2014 - декабрь 2015 гг. Университет Рикардо Пальма. Факультет медицины человека. Диссертация на получение профессионального звания врача-хирурга. Лима - Перу. 2017

87. Fang R, Dawson A, Lohsoonthorn V, Williams MA. Факторы риска раннего и позднего начала преэклампсии среди тайских женщин. Asian Biomed, 2013; 3(5): 477-486.

88. Бенитес Й., Базан С., Вальядарес Д. Факторы, связанные с развитием преэклампсии в одной из больниц Пьюры, Перу. CIMEL, 2015; 16(2): 77-82.

89. Хередия К. "Факторы риска, связанные с преэклампсией в больнице Региональный де Лорето с января 2010 по декабрь 2014 года" (Перу, 2015).

90. Milne F, Redman C, Walker J, et al. The pre-eclampsia community guideline (PRECOG): how to screen for and detect onset of pre-eclampsia in the community. BMJ 2005; 106:156.

91. Суарес Х., Кабрера М., Гутьеррес М., Корралес А., Каира В., Родригес Л. Результаты лечения пациенток с риском преэклампсии-эклампсии. Rev Cubana Obstet Ginecol, 2012; 38(3): 305-312.

92. Сантистебан Л. Избыточный вес и ожирение как факторы риска развития преэклампсии, госпиталь провинции Доценте Белен де Ламбаеке-2014. [Диссертация на соискание степени бакалавра]. Перу: Национальный университет Педро Руис Галло; 2015.

93. Kiondo P, Wamuyu-Maina G, Bimenya GS, Tumwesigye NM, Wandabwa J, Okong P. Факторы риска преэклампсии в больнице Mulago, Кампала, Уганда. Trop Med Int Health, 2013; 17(4): 480-487.

94. Дородовое наблюдение: рутинный уход за здоровой беременной женщиной.

Клиническое руководство. Национальный сотрудничающий центр по охране здоровья женщин и детей. По заказу Национального института клинического совершенства. RCOG Press: Лондон, Великобритания, 2014.

95. Albuquerque CA, Smith KR, Johnson C, Chao R, Harding R. Влияние материнского табакокурения во время беременности на маточные, пупочные и плодовые кровотоки в церебральных артериях. Early Hum Dev. 2014 Oct;80(1):31-42.

96. Селиз А. Материнская анемия как фактор риска, связанный с преэклампсией у беременных женщин в больнице Белен де Трухильо. [Диссертация на степень бакалавра]. Перу: Universidad Privada Antenor Orrego; 2016.

97. Морган Ф., Кальдерон С., Мартинес Х., Гонсалес А., Кеведо Е. Факторы риска, связанные с преэклампсией: исследование методом случай-контроль. Gynecol Obstet Mex, 2010; 78(3): 153-159.

98. Али АА, Райис ДА, Абдалиах ТМ, Эльбашир МИ, Адам И. Тяжелая анемия связана с повышенным риском развития преэклампсии и перинатальными исходами в больнице Кассалы, Восточный Судан. BMC Res Notes, 2014; 4(1): 311-315. 78

99. Пракаш С., Ядавк. Материнская анемия при беременности: An overview. IJPPR Human, 2015; 4(3): 164-179.

100. Иглесиас Х., Тамез Л., Рейес И. Анемия и беременность, ее связь с материнскими и перинатальными осложнениями. Университетская медицина, 2013; 11(43): 95-98.

101. Anderson NH, McCowan LME, Fyfe EM, Chan EHY, Taylor RS, Stewart AW, et al. Влияние индекса массы тела матери на фенотип преэклампсии: проспективное когортное исследование. Br J Obstet Gynaecol, 2013; 119(5): 589-595.

102. Вальдес М., Эрнандес Х. Факторы риска развития преэклампсии. Rev Cub Med Mil, 2014; 43(3): 307-316.

103. Эскобедо Х. Избыточный вес и ожирение как факторы риска развития преэклампсии в Больнице помощи Чулуканас - 2015. [Диссертация на соискание ученой степени]. Перу: Universidad Privada Antenor Orrego; 2016.

104. Gupta LM, Gaston L, Chauhan SP. Выявление ограничения роста плода при преждевременной тяжелой преэклампсии: опыт двух третичных центров. Am J Perinatol 2008;25:247-9.

105. Catov JM, Ness RB, Kip KE, Olssen J. Риск ранней или тяжелой преэклампсии, связанный с предсуществующими условиями. Int J Epidemiol 2014;36:412- 9.

106. Ли Н., Гош Г., Гудмундссон С. Допплерография маточных артерий при беременности высокого риска в 23-24 недели беременности имеет значение для прогнозирования неблагоприятного исхода беременности и отбора случаев для более интенсивного наблюдения. Acta Obstet Gynecol Scan. 2014 Dec;93(12):1276-81.

107. Kenny LC, Black MA, Poston L, Taylor R, et al. Early Pregnancy Prediction of Preeclampsia in Nulliparous Women, Combining Clinical Risk and Biomarkers.The Screening for Pregnancy Endpoints (SCOPE) International Cohort Study. 2015.

108. North RA, Mc Cowan LM, Dekker GA, Poston L, Chan EH, et al. BMJ 2013 Apr 7; 342:21875.

109. Kleinrouweler CE, Bossuyt PM, Thilaganathan B, et al. Ценность добавления допплерографии маточных артерий во втором триместре к характеристикам пациентки для выявления нерожавших женщин с повышенным риском развития преэклампсии: мета-анализ индивидуальных данных пациентки. Ultrasound Obstet Gynecol. 2013;42(3):257.

110. Kienast C, Moya W, Rodríguez O, Jijón A, Geipel A. Прогностическая ценность ангиогенных факторов, клинических факторов риска и допплерографии маточных артерий для преэклампсии и ограничения роста плода во втором и третьем триместрах беременности в эквадорской популяции. J Matern Fetal Neonatal Med. 2015 Feb 24:1-7.

111. Конде Агуделло А., Виллар Ж., Линдхаймер М. Систематический обзор скринингового теста на преэклампсию, проведенный Всемирной организацией здравоохранения. Obstet Gynecol 2004; 104(6): 1367-91.

112. Kleinrouweler CE, Mol BW. Модели клинического прогнозирования преэклампсии: время сделать следующий шаг. Ultrasound Obstet Gynecol. 2014 Sep;44(3):249-51.

113. Velauthar L, Plana MN, Kalidindi M, Zamora J, Thilaganathan B, Illanes SE, Khan KS, Aquilina J, Thangaratinam S. First-trimester uterine artery Doppler and adverse pregnancy outcome: a meta-analysis involving 55,974 women.Ultrasound Obstet Gynecol. 2014 May; 43(5):500-7.

114. Фарре МТ; Боррелл А; Раверау В., Азулай М., Карарач В., Фортуни А. Допплеровское исследование маточных артерий, прогноз перинатальных осложнений. Prog Obstet Gynecol. 2013; 44:537-43.

115. Bobrowski RA, Bottoms SF. Недооцененные риски пожилой многорожавшей женщины. Am J Obstet Gynecol. 2015;172(6), 1764-7.

116. Papageorghiou AT, Campbell S. Скрининг первого триместра на предмет преэклампсии. Curr Opin Obstet Gynecol. 2016;18(6): 594-00

117. O. Gomez. Последовательные изменения характера кровотока в маточной артерии между первым и вторым триместрами гестации в связи с исходом беременности.Ultrasound Obstet Gynecol 2016;28:802-808

118. Сантамария Р., Верду Х., Мартин К., Гарсия Г. Испанские таблицы веса новорожденных в зависимости от гестационного возраста. Menarini SA (ed). Badalona, 1998;67.

119. Кэмпбелл С, Диас-Рекассенс Дж, Гриффин ДР, Коэн-Овербек ТЭ, Пирс ДжМ, Уилсон К, Тлагу МДж. Новый метод допплерографии для оценки маточно-плацентарного кровотока. Lancet 1983 Mar 26; 1(8326Pt1): 675-7.

120. Espinoza J, Romero R, Nien JK, Gómez R, Kusanovic JP, Goncalves LF, et al.

Выявление пациенток с риском раннего начала и/или тяжелой преэклампсии с помощью допплеровской велосиметрии маточных артерий и плацентарного фактора роста. Am J Obstet Gynecol. 2017;196(4), 326-13

ПРИЛОЖЕНИЯ
ПРИЛОЖЕНИЕ 1
ПИСЬМЕННОЕ ИНФОРМИРОВАННОЕ СОГЛАСИЕ

Название проекта:

Я:

Я ознакомился с информацией, которую вы мне предоставили. Я смог задать вопросы об исследовании.

Я получил достаточную информацию об исследовании.

Я разговаривал с (исследователем): Доктор Эдди Карабалло Вальенте

Я понимаю, что мое участие является добровольным.

Я понимаю, что могу покинуть студию, когда захочу. Без необходимости объясняться.

Без ущерба для моей интенсивной терапии.

Я даю свое согласие на участие в испытании. Дата:

Подпись участника:

ПРИЛОЖЕНИЕ 2

Модель сбора данных.
Имя и фамилия :
Возраст:
A. Здоровье:
Муниципалитет:
APP:
FUM:Вес: Рост:
ИМТ:.Акушерская история:
Беременности Роды Эутиреоз Дистоция Кесарево сечение причиныАборты.

Факторы риска развития преэклампсии:

a) Возраст матери до 20 лет и старше 35 лет.

b) Примигравитация

c) Низкий культурный уровень

d) Недоедание

e) Социально-экономический статус

f) Многоплодная беременность

g) Сахарный диабет

Результат IP-допплеровской флоуметрии
IRY/N
Гестационный возраст при родах:
Недели.
Развитие преэклампсии
С признаками обострения
Какой
Никаких признаков обострения
Перинатальные осложнения:

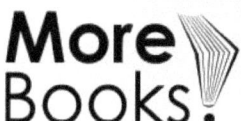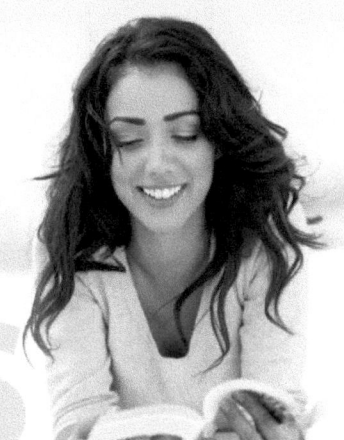

I want morebooks!

Buy your books fast and straightforward online - at one of world's fastest growing online book stores! Environmentally sound due to Print-on-Demand technologies.

Buy your books online at
www.morebooks.shop

Покупайте Ваши книги быстро и без посредников он-лайн – в одном из самых быстрорастущих книжных он-лайн магазинов! окружающей среде благодаря технологии Печати-на-Заказ.

Покупайте Ваши книги на
www.morebooks.shop

info@omniscriptum.com
www.omniscriptum.com

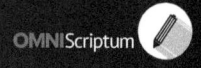

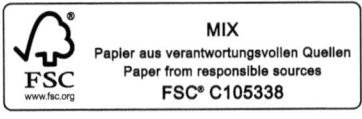

Printed by Books on Demand GmbH, Norderstedt / Germany